"十二五"国家科技支撑计划：儿科应急救治相关技术的研究与推广应用项目

儿科重症监护室的管理

编委会

主　　　编：刘美华　刘辉霞　罗海燕　谢伦艳

主　　　审：肖政辉　方立珍

编委会主任：祝益民　朱丽辉

编委会副主任：李枝国　谢鑑辉

编　　　委：（以姓氏笔画为序）

方立珍　邓定芝　卢秀兰　石绍南

刘花艳　刘美华　刘辉霞　刘瑞冰

朱丽辉　张　玉　张新萍　李枝国

肖　娟　肖政辉　罗天女　罗海燕

胥志跃　袁　娇　陶　艳　喻小芳

彭剑雄　谢伦艳　谢鑑辉　熊平平

世界图书出版公司

广州·上海·西安·北京

图书在版编目（CIP）数据

儿科重症监护室的管理 / 刘美华等主编 . -- 广州 :
世界图书出版广东有限公司 , 2025.1重印
ISBN 978-7-5100-9423-1

Ⅰ . ①儿… Ⅱ . ①刘… Ⅲ . ①小儿疾病—险症—护理
Ⅳ . ① R720.597

中国版本图书馆 CIP 数据核字 (2015) 第 040447 号

儿科重症监护室的管理

策划编辑：李 平
责任编辑：曾跃香
封面设计：彭 琳
出版发行：世界图书出版广东有限公司
地 址：广州市新港西路大江冲 25 号
电 话：020-84459702
印 刷：悦读天下（山东）印务有限公司
规 格：787mm × 1092mm 1/16
印 张：11
字 数：150 千字
版 次：2015 年 3 月第 1 版 2025 年 1 月第 3 次印刷
ISBN 978-7-5100-9423-1/R · 0268
定 价：68.00 元

前言

我国儿科重症监护病房(Pediatric Intensive Care Unit , PICU) 始建至今已走过近30年历程。其目的在于集中管理危重患儿，对其进行密切观察与积极治疗。先进的医疗设备、严密的监测手段以及合理的医护配置是降低危重患儿病死率及减少伤残率的重要前提。作为一个相对新兴的专业，儿科重症医学具有自身的学科理论，是一门拥有自己的临床实践基地、人员培训计划和科学研究手段的专业学科。

近年来，对儿童医院设立加强监护病房的重要性已引起普通重视，一些儿科床位较多的综合医院相继成立了形式不同的重症监护室或设立了监护病床，而且PICU从大医院向中小型医院甚至基层医院迅速发展。从事儿科重症监护的人员迅速增加，在成功建立及维持PICU运作的同时，不仅要强调先进的监护装置、精密的医疗仪器、监护人员的业务素质，还必须规范和重视PICU的管理。有鉴于此，为了满足各级医院，特别是基层医院对PICU的建立与管理的需求，特组织PICU一线的专家及管理者编写了《儿科重症监护室的管理》一书，旨在为建设中的PICU管理提供较为详实的管理参考书。

本书以我国2009年《重症医学科建设与管理指南》为指导，并引入国际医疗卫生机构认证联合委员会(Joint Conmission International，JCI) 有关质量安全国际医疗机构管理的金标准，从医院硬、软件资源的建设和患儿的管理出发，全书共分九章，对PICU布局与设置、人力资源的组织管理、工作制度和管理、物资管理、病人安全管理、电子医疗护理文书的管理、医院感染的预防与控制、急危重症患儿镇静镇痛管理、患儿管道脱落与应急预案等分别进行了详细的阐述，使本书充分体现了管理理念的先进性、可行性和实用性。本书在编写过程中得到了全国知名儿科专家湖南省儿童医院老院长赵祥文教授和湖南省人民医院院长祝益民教授的指导和帮助；得到了广大PICU同仁的热心支持与参与；本书由广东省工伤康复医院副院长、社会医学与卫生管理学博士刘辉霞，湖南省儿童医院罗海燕主任医师及资深护理专家谢伦艳主管护师担任主编，并由湖南省儿童医院医疗专家肖政辉主任医师与护理界资深护理专家方立珍主任护师主审，在此一一表示衷心的感谢。

本书还参考了大量的中外书刊、杂志，并引用了其管理理念和文献资料，在此向文献的作者和出版者表示衷心的感谢。

由于水平有限，本书难免有纰漏之处，敬请广大读者提出宝贵的意见。

刘美华

2015 年 2 月

目　录

第一章

PICU 布局与设置

一、概述

随着医学理论的发展、科技水平的提高和临床医疗的迫切需求，儿童重症监护室（PICU）的建立和发展成为现代儿科医学进步的显著标志之一。我国 PICU 起步于 20 世纪 80 年代。随着国家经济建设发展、社会医疗保障体系不断完善，重大灾害性、传染性疾病等成功救治经验的积累，我国儿科重症医学得到迅猛的发展。我国 2009 年《重症医学科建设与管理指南》的颁布是 ICU 构建的首个指导性文件，对我国 ICU 基础条件、质量管理、医院感染管理等方面制定了具体的可行性方案。2010 年儿童重症医学进入首批国家临床重点专科项目，标志着我国儿童重症医学驶入崭新的历史发展阶段。

2011 年中国儿科重症监护室发展调查课题协作组发表的我国儿科 ICU 近 10 年发展情况调查报告指出，近 10 年来我国儿科 ICU 分布地域广、规模较前明显扩大、床旁设备显著改善，许多新技术正广泛或逐步开展，专业人员培训日益受到重视，但也暴露出在发展过程中的一些突出的问题：如 PICU 床使用率高达 127.14%，其中非危重患儿超过 1/4，表明儿童危重病例评分或收治、转出 PICU 执行标准不一；以及医护人员匮乏，医生与护士与床位之比和 10 年前比较无明显改善等等。相信随着我国重症医学科的蓬勃发展，PICU 在人员及设备上将会进一步得到合理配置，为患儿成功救治提供重要保障。

重症患儿的生命支持技术水平，直接反映医院的综合救治能力，体现医院整体医疗实力，是现代化医院的重要标志。PICU 是以重症医学为专科、专门从事儿科危重病救治的专业化队伍的临床实践基地；它集中了医院最先进的医疗监护设备及急救技术，能对所接收的危重患儿进行连续严密的监护和及时有效的抢救，为重症患儿提供规范的、高质量的生命支持，改善生存质量。PICU 的建立，在日常危重病救治中发挥着重要作用，使过去许多早期不能存活的患儿的生命得以延长。多胞胎顺利闯关、手足口病、汶川大地震、甲型 H1N1 、禽流感爆发流行、美人鱼宝宝、连体儿等事件的相继出现，也使政府和广大民众认识到 PICU 的作用和重要性，从而促进大批 PICU 在各地医院陆续建立。PICU 的任务是运用危重病医学的理论，采纳一切当今最先进的手段，中止疾病的发展，维护全身器官的正常功能和内环境的稳定，赢得治疗基础疾病的时机，从而争取高的存活率和生存质量。

（一）儿科 ICU 的主要类型

1. 新生儿重症监护室（Newborn Intensive Care Unit，NICU）收治从出生至生后 28 天的危重新生儿，尤其是早产儿。

2. 儿童重症监护室（Pediatric Intensive Care Unit，PICU）收治出生 29 天以上年龄的儿童，其年龄上限各家医院标准不一，从 14 ~ 18 岁不等，为收治各类疾病患儿的综合性儿童 ICU，包括手术前后患儿。部分医院的 PICU 兼有心脏（CCU）功能，即收治先天性心脏病术后监护患儿。

3. 心脏重症监护室（Cardiac Care Unit，CCU）与成人 CCU 主要收治心肌梗死等后天性心脏病不同，儿童 CCU 主要收治先天性心脏病术后监护患儿。

4. 其他：部分医院还有儿童外科 ICU（SICU）及急诊 ICU（EICU）等。

（二）PICU 的收治范围

1. 各种急性危重病患儿：无论何种基础疾病，其病情发展到一定程度，危及生命的各种急性危重状态均可收入 PICU 集中监护和抢救。按照危重病例的评分方法，可以客观地进行评价进入 PICU 的指征，也有利于不同医院 PICU 的比较，利于评价治疗效果和工作效率，也利于开展多中心科研协作。

2. 各种原因的呼吸衰竭、重症哮喘、气压伤。

3. 各种休克和心功能不全、严重心律紊乱和心肌炎、高血压危象、心包填塞。

4. 各种原因引起的意识障碍、颅内高压和脑水肿、脑疝、癫痫持续状态。

5. 急性肾功能不全、胃肠功能障碍、凝血异常。

6. 机体内环境失衡和内分泌代谢紊乱，水电解质和酸碱代谢失衡，应激反应，营养与代谢紊乱。

7. 重症感染与炎症反应，器官功能障碍综合征（MODS/MOSF）。

8. 各种中毒与意外。

9. 需要进行监护和特殊方法的患儿，如呼吸支持、血液净化、各种引流和灌洗等。

（三）PICU 的监测

PICU 监测范围很广泛，可按呼吸、循环、肝、脑、肾、胃肠、血液及凝血机制、内分泌、水电解质、给氧等几大系统划分。常用监测项目有心电图、心功能、血压、呼吸、体温、尿量、动脉血气分析、脑血流图等 20 多项。PICU 对危重病的治疗为原发病的治疗创造了时机和可能性，使原来一些治疗效果差或无法治疗的疾病得到有效的控制和满意的治疗。与此同时，其他专业科室对原发病的治疗又是危重病根本好转的基础，两者相得益彰是 PICU 发展的关键之一。

二、建筑与布局

（一）PICU 建筑原则

根据我国 2009 年卫生部颁布指导性文件《重症医学科建设与管理指南》，PICU 建筑原则分别为以下内容：

1. PICU 属于临床独立学科，直属医院职能部门直接领导。

2. PICU 应接近主要服务对象，如病区、手术室、中心药房、化验室等，在横向无法实现时，应该考虑楼上楼下的纵向“接近”。

3. PICU 病房建筑装饰必须遵循不产尘、不积尘、耐腐蚀、防潮防霉、符合防火要求和易清洁的总原则。

4. 室内建筑和设施要求均高于普通病房，以最大限度地方便及时监护。

（二）PICU 基本布局

为病人提供舒适 、布局合理、具有人性化的医疗环境，并进行持续改进是医院管理者在医院管理方面永恒的主题。

1.PICU 布局的总体要求

（1）PICU 病房或病栋在位置上要远离污染源（如公共厕所、食堂、锅炉房等）、噪音，相对独立，周围环境较好。

（2）场地宽敞，采光通风良好，足够大的医疗区和辅助用房。

（3）空气清洁度与新鲜度：空气中无尘埃、烟雾、污染是空气清洁度最基本的要求，空气新鲜无异味，可采取开窗通气、负氧离子发生器、空气转换器、净化装置、层流设备等以改善空气的新鲜度，排除异味。

（4）材料要求：墙壁、天花板、地面无裂痕、不落尘，不易被细菌、尘埃附着。

（5）地面选择：表面光滑，且防滑、耐腐蚀、耐磨损，便于清洗和消毒的材料。

（6）有良好的排水系统装置：水龙头宜采用膝、肘或脚碰式、脚踏式或感应龙头等开关。

（7）为 PICU 提供特殊设施：如器械房、消毒房、特殊检查室、检验室等。

2.PICU 布局的类型

（1）单廊式条形：中间走廊，病室朝南，朝向好，通风采光好，使用面积大，但安排床位少，交通线太长。

（2）双廊式条形：两廊中心为服务房间如护士站、配奶间、治疗室、处置室，病室在两廊外侧。使用面积大，缩短了走廊交通线，减轻了护士的劳动强度，但中间部分通风与采光较差，难以处理。

（3）放射式、三角式：以护士站为中心，病室围绕护士站呈放射状排列，可缩短护士交通线，便于观察全病室情况。

（4）田字式：护士站在中心，四周为病室，缩短护士交通线，布局划区明显。

（5）其他：根据占地面积或具体地理位置，结合某种布局的优点，从实际出发，以适用、合理为原则。

3.PICU 病房整体分区

PICU 病房整体分为三区：限制区、非限制区、半限制区。

（1）限制区包括患儿监护区与治疗专用区，非工作人员不得入内。限制区根据病情及隔离需要的不同分为隔离区与非隔离区，最少配备一个单间隔离病房，面积为 18 ～ 25cm^2，有条件的可设计多个单独小房间，以利隔离，防止交叉感染和相互干扰。PICU 如果设立正压和负压隔离病房，可以根据患儿专科来源和卫生行政部门的要求决定，通常配备负压隔离病房 1 ～ 2 间。

（2）半限制区包括护士办公区、医生办公区、治疗处置室、器械房、化验室、消毒间、杂物间、医护值班室等。

（3）非限制区包括探视室、学习会议室、出入院接待室等。在国外 PICU 病房非限制区还设有单间家长接待室满足家长的特殊需求和工作人员咖啡休息室。

三、病房建设标准

（一）病房设置规模

根据我国 2009 年《重症医学科建设与管理指南》PICU 病床数量以医院总床位的 2% ~ 8% 比例设置（美国 2% ~ 4% 的比例设置），PICU 开放式病床每床的占地面积为 15 ~ 18m^2。每 8 ~ 12 张床为一个单元（或称模块），危重病医学学科由数个单元组成，每一单元可以建一中心站。中心站在地势上要高于病床地面，更便于护士对患儿病情的观察。数个模块建设在一起，便于资源管理，尤其是设备。这种模块化的设置为以后临床中收治患儿的分类管理提供了便利。

（二）病房场地要求

PICU 一般选择在医院的中心位置，利于运送患儿与物品的地方，靠近急诊室和手术室，与检验、放射等部门联系较便捷。也可以在病栋大楼专设 2 ~ 3 层或建立独立的急救大楼，例如湖南省儿童医院有专门的急救大楼，供急诊与 PICU 专用。又如美国危重医学会将 PICU 分为Ⅰ级、Ⅱ级 PICU，Ⅰ级 PICU 设立在主要的医学中心和儿童医院内，救治范围为各年龄段患儿（除外早产新生儿）各种内外科危重症，而Ⅱ级 PICU 为远离Ⅰ级 PICU 地区，主要救治病情较轻的危重患儿。

（三）病房设置要求

根据我国 2009 年《重症医学科建设与管理指南》病房设置要求：

1.PICU 每张床占地面积不少于 15m^2，床间距不小于 1m；标准监护病房通常采用环形建筑（或称扇形建筑），为便于观察拟建成一个大病室或病室为大玻璃门窗，中央为医护中心站。

2. 监护病床与观察病床的比例为 1 ：（1 ~ 2），使各种高危儿和经抢救病情稳定后的患儿继续住在观察床上进一步监测与治疗，直至病情稳定出院或转入其他专科病房康复治疗。

3. 医院建立中央空调、中心供氧和中心吸引等装备。病房具有良好的通风、采光条件，有条件者最好装配气流方向从上到下的空气净化系统，能独立控制室内的温度和湿度，保持室内温度 22℃ ~ 24℃左右，湿度 60% ~ 70%。PICU 入口处有洗手及更衣设施，安装足够的感应式或脚踏式洗手设备和每张床配备

1套手消毒装置。

4. 降低噪音设施：除了患儿的呼救信号、监护仪器的报警声、电话铃声、打印机等仪器发出的声音外均属于PICU的噪音，在不影响正常工作的情况下，应尽可能降到最低。如室内地面可采用塑胶地板，工作人员讲话轻，开关门轻，穿软底鞋等等。根据国际噪音协会的建议，白天的噪音不超过45分贝，傍晚不超过40分贝，夜晚的噪音不超过20分贝。

5. 健全办公探视系统：建立完善的通讯系统、医嘱系统、网上办公系统、广播系统、视频探视系统等，尽可能地减少人员的流动。

四、必配设备

1.PICU配置设备符合我国2009年《重症医学科建设与管理指南》要求。

2. 每床配备完善的设备塔和天轨：提供电、氧气、压缩空气和负压吸引等功能支持。每张监护病床装配电源插座12个以上，氧气接口4个以上，压缩空气接口2个和负压吸引接口2个以上。医疗用电和生活照明用电线路分开，并配备移动电源和独立保险的多插头电源。天花板上设有天轨，以保证患儿输血输液，要以方便救治患儿和医护人员操作为原则。

3. 应配备适合PICU使用的多功能病床，床面的高度及倾斜度可以调节，并有防止坠床、翻身、牵引、功能锻炼等装置和传呼报警功能。

4. 每床设备塔上配备床旁监护系统，进行心电、血压、血氧饱和度、有创压力监测等基本生命体征监护。护理耗材等都可以放置于设备塔，形成独立的“生命岛”。

5. 三级医院的PICU应该每个监护病床配备1台呼吸机和1个简易呼吸器；并配备适当数量的无创呼吸机，有条件的二级医院的PICU根据实际需要配备适当数量的呼吸机。

6. 每张病床应配备输液泵和至少两套以上的微量注射泵。另配备一定数量的肠内营养输注泵。

7. 儿科的抢救复苏设备与成人有所不同，如PICU应备有3个以上不同型号的复苏皮囊(带面罩)，常规备有内径从2.5 ~ 7.0mm的气管内导管，儿童专用不同型号喉镜片。监护仪应配有宽窄不同的血压袖带和大小不等的经皮氧饱和度监测探头。其他如鼻饲管、静脉导管、吸痰管、导尿管、胸腔闭式引流管等，也应根据患儿年龄和体质量选择型号。

8. 其他设备：包括心肺复苏抢救车（包括抢救时需要的所有的用物和药品）、床旁血气仪、一氧化氮机、电脑控温毯、微量血糖仪、床旁心电图、超声多普勒机、震动排痰机、连续性血液净化系统、血液灌流机、除颤仪、无创心排出量监测仪、纤维支气管镜、连续性血流动力学与氧代谢监测设备、床单位消毒机等先进设备。

9. 医院必须有足够的供 PICU 床旁使用的设备，如床旁 X 线机、床旁 B 超机、床旁脑功能监测机、床旁能量代谢车等，并可以随时为 PICU 提供生化和细菌学等实验室检查。

第二章

PICU 人力资源的组织管理

我国医院组织结构的设计上，大都以卫生部 1987 年发布的《综合医院组织编制原则试行草案》中关于组织机构设置的有关原则为依据，并根据医院规模、承担的任务和学科状况而确定。从本质上说，组织结构是为实现组织战略目标而采取的一种分工协作体系，组织结构的基本类型主要有直线型、职能型、直线－职能型、事业部型、模拟分权制、矩阵制、委员会制、多维立体组织结构等，客观地说，这些组织结构制度形式都有其自身的优点和缺点。各级医院应因地制宜，根据医院实际情况构造组织框架。

随着时代的变迁与社会的发展，现代医院需要一套分工明确、权责清楚、协作配合、合理高效的组织结构作为载体，使其内在机制能充分地发挥出来。医院建设的根本，其实质是学科建设和人才建设。

PICU 人力资源的组织管理重点阐述工作人员的管理、进修人员、实习人员、轮科人员、物业人员、访视人员、员工档案的建立与管理和绩效考核等。

一、职能管理与框架

（一）医院的组织框架

以某三级甲等医院为例，详见图 2–1。

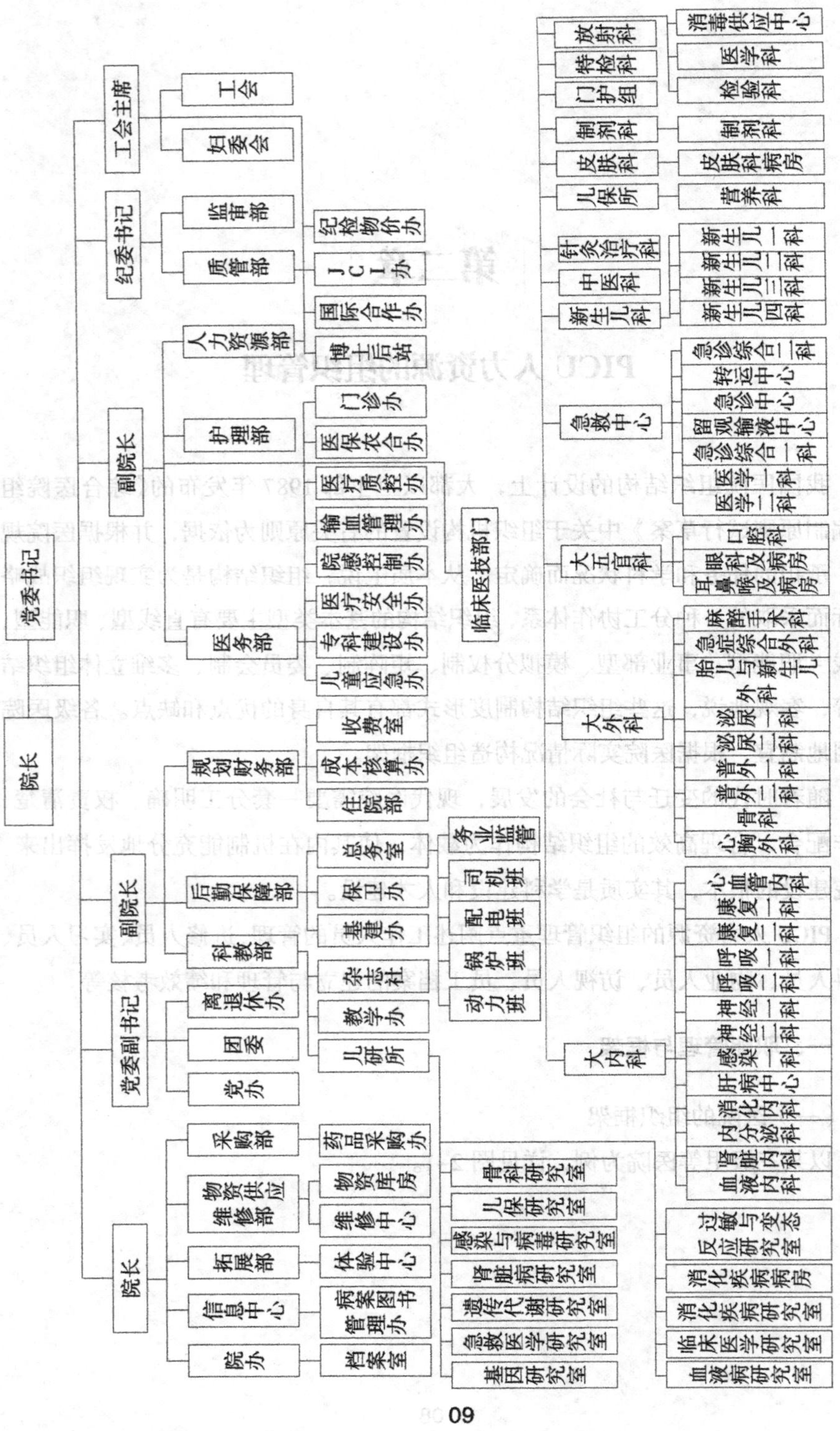
院长
党委书记
工会主席
工会
妇委会
纪委书记
监审部
质管部
纪检物价办
JCI办
国际合作办
副院长
人力资源部
博士后站
护理部
门诊办
医保农合办
医务部
医疗质控办
输血管理办
院感控制办
医疗安全办
专科建设办
儿童应急办
临床医技部门
规划财务部
收费室
成本核算办
住院部
副院长
后勤保障部
总务室
保卫办
基建办
业务监管
司机班
配电班
锅炉班
动力班
科教部
杂志社
教学办
儿研所
党委副书记
离退休办
团委
党办
院长
采购部
药品采购办
物资供应维修部
物资库房
维修中心
拓展部
体检中心
信息中心
病案图书管理办
院办
档案室
骨科研究室
儿保研究室
感染与病毒研究室
肾脏病研究室
遗传代谢研究室
急救医学研究室
基因研究室
放射科
消毒供应中心
特检科
医学科
门护组
检验科
制剂科
制剂科
皮肤科
皮肤科病房
儿保所
营养科
针灸治疗科
中医科
新生儿科
新生儿一科
新生儿二科
新生儿三科
新生儿四科
急救中心
急诊综合二科
转运中心
急诊中心
留观输液中心
急诊综合一科
医学一科
医学二科
大五官科
口腔科
眼科及病房
耳鼻喉及病房
大外科
麻醉手术科
急症综合外科
胎儿与新生儿外科
泌尿一科
泌尿二科
普外一科
普外二科
骨科
心胸外科
大内科
心血管内科
康复一科
康复二科
呼吸一科
呼吸二科
神经一科
神经二科
感染一科
肝病中心
消化内科
内分泌科
肾脏内科
血液内科
过敏与变态反应研究室
消化疾病病房
消化疾病研究室
临床医学研究室
血液病研究室

图 2-1 医院组织框架

（二）PICU 的组织框架

以某三级甲等医院为例，详见图 2-2。

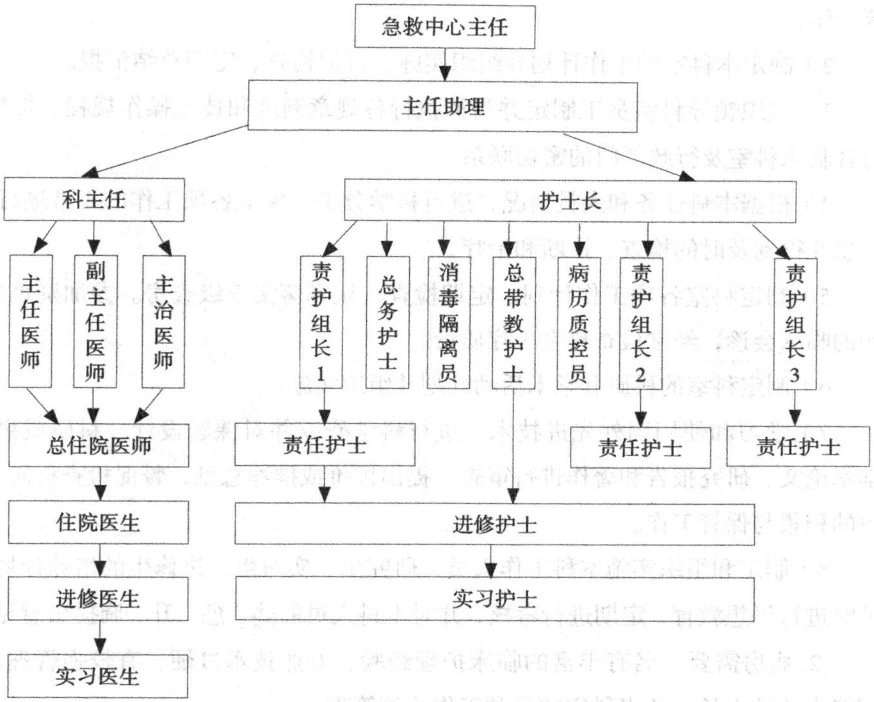

图 2-2PICU 的组织框架

二、工作人员管理

（一）PICU 的人员配备

根据我国 2009 年《重症医学科建设与管理指南》要求：

1. 科室是医院组织管理的基础，主任是科室的领导者，病房需要有一位受过良好训练、具有丰富的临床医疗经验，有较强管理协调能力的主任，负责科室临床医疗、行政管理和业务培训工作。

（1）任职资格

1）临床医学儿科学专业毕业，具有副主任医师及以上专业技术职称。

2）具有一定的组织、管理、沟通及应急反应能力。

3）具备 2 年以上科室管理的经历。

4）德才兼备。

（2）岗位职责

1）在院长领导下，全面负责本科的医疗、科研、教学、预防和行政管理等工作。

2）制定本科室的工作计划并组织实施、督促检查、定期总结汇报。

3）组织领导科室员工制定并贯彻执行各规章制度和技术操作规程。保持与各临床科室及行政部门的密切联系。

4）根据本科任务和人员情况，进行科学分工，保证各项工作的正常进行，使患儿得到及时的检查、诊断和治疗。

5）制定科室各项工作计划，定期检查，认真落实三级查房。参加疑难病例的临床会诊，经常检查科室医疗质量。

6）制定科室的科研和学术活动计划并组织实施。

7）学习和使用国外先进技术，进行科学研究并对课题设计、科研成果、学术论文、研究报告和著作进行审查，提出评价或推荐意见，督促检查科研资料的积累与保管工作。

8）制定和组织实施本科工作人员、研究生、实习生、进修生的培养计划，及时进行思想教育，定期进行考核，并对本科人员的奖、惩、升、调提出意见。

2. 病房需要一名有丰富的临床护理经验、专业技术过硬、有较强管理协调能力的护士长，负责科室的日常工作协调管理。

（1）任职资格

1）护理专业毕业，具有主管护师以上专业技术职称。

2）经过ICU专业培训，并在ICU临床工作5年以上，具有较丰富的ICU专业护理知识，有一定的管理和教学能力。

3）经护士长管理岗位培训，取得培训合格证书。

4）具有与各临床与医技科室间协调能力，能参与检查、评价ICU护理质量管理的情况。

5）德才兼备。

（2）岗位职责

1）在护理部、科护士长的领导及科主任的指导下，是本科护理质量与安全管理和持续改进的第一责任人，负责本病房的护理行政管理和业务工作。

2）督查本科室护士严格执行各项规章制度，检查各项护理措施的实施，严防差错事故。

3）主持晨会交接班及床头交接班，根据患儿的病情需要，合理调配人力资源。

4）随同科主任、主治医师查房，参加科内会诊、疑难危重症及死亡病历讨论。

5）组织并参与危重症患儿的抢救。

6）组织本科护理科研工作，积极参加学术交流。

7）定期检查科室护理质量管理小组成员的工作及记录。

8）积极听取各方意见，不断改进病房管理工作。

9）负责科室临床教学工作的实施和管理。

3.PICU 专科医师的固定编制人数与床位之比为(0.8～1)：1 以上。医师组成应包括高级、中级和初级医师，每个管理单元必须至少配备 1 名具有高级职称的医师全面负责医疗工作。日常工作中可由部分轮科、进修医师。

4.PICU 专科护士的固定编制人数与床位之比为(2.5～3)：1 以上。日常护理工作中可由部分进修护士承担。

5.PICU 可以根据需要配备适当数量的医疗辅助人员，有条件者可配备相关的设备技术员与维修人员。

（二）PICU 护士素质要求

PICU 患儿的病情来势凶险、容易反复、变化多端，护理人员需更加仔细和严密地观察患儿的病情变化，要求 PICU 的护士熟练地掌握专业理论知识和操作技术。由于 PICU 的工作具有劳动强度大、持续时间长、注意力高度集中等特点，要求护士具有强健的体魄、能适应紧张工作的能力、有较强的责任感和无私奉献的精神。

1. 思想道德素质：有服务于患儿的意愿，有高度的社会责任感、较高的慎独修养、诚实的品格，富有同情心和奉献精神。对待小儿像对待自己的亲人，倾注爱心，一切为患儿着想，尊重患儿的人格。良好的品德是护士为患儿提供 24 小时治疗和护理的关键。

2. 科学文化素质：具备一定的文化素养，掌握自然科学、社会科学、人文科学和相关学科的知识；并能掌握一门外语和计算机应用技术；掌握现代护理学发展的新理念、新技术，跟上医疗护理模式的新变革。

3. 专业素质：具有扎实的医学护理理论基础和合理的知识结构，有系统的专业理论知识和较强的实践技能；具有敏锐的观察力和综合分析判断能力；并具有护理教育和护理科研的能力。

4. 身体心理素质：具有健康的心理，乐观、稳定的情绪，把工作看成一种快乐；建立良好的人际关系，同事间相互尊重，团结协作。

（三）PICU 医护人员专业要求

1.PICU 医师应经过严格的专业理论和技术培训，并经过规范化的相关学科轮转培训，能胜任对重症患儿进行各项监测与治疗的要求。

2.PICU 医师除具备重症医学相关理论知识，还要掌握重症患儿重要器官、系统功能监测的理论与技能，如复苏、休克、呼吸功能衰竭、心功能不全、严重心律失常、急性肾功能不全、中枢神经系统功能障碍、严重肝功能障碍、胃肠功能障碍、严重感染、多器官功能衰竭、水电解质与酸碱平衡紊乱、危重患儿的营养支持等。

3.PICU 医师除一般临床监护和治疗技术外，应具备独立完成以下监测与支持技术的能力。包括心肺复苏术、人工气道的建立与管理、机械通气技术、纤维支气管镜技术、深静脉及动脉置管技术、血流动力学监测技术、胸穿、腰穿、心包穿刺术及胸腔闭式引流术、电复律与除颤术、持续血液净化技术等。

4.PICU 护士必须熟练掌握各种急救技术、各种急救仪器的使用方法、各专科常见病的临床知识、抢救治疗原则和护理要点，有敏捷的应对能力和预见性护理的能力，并通过专科护士认证考核合格后，才能执证上岗。

5.PICU 医师和护士每年至少参加一次省级及省级以上重症医学相关继续医学教育培训项目的学习，不断拓宽知识面和更新医学技术。

危重患儿的救治需要一个多学科、综合性、跨专业的医疗小组。团队应包括医师、护士、药剂师、呼吸治疗师、医院管理者、社会工作者和其他医疗专家，团队中的每一个人都致力于改善患儿的预后、提高监护效率及控制费用。患儿父母也是治疗团队的一部分，因此，要关注重症医学实践涉及的方方面面，使患儿、家庭以及医疗小组均处于一种和谐和富有同情心的医疗环境中。

（四）专科人员的管理

1. 专科护士的任职资格和岗位职责应在注册护士的基础上，经重症医学专科护士培训并考核合格。

（1）正确运用重症监护专科技术（呼吸机、心电监测、电除颤技术等），配合医生做好各系统重症监护患儿各项护理工作。

（2）负责分管患儿的所有治疗、护理工作，切实做好危重患儿的护理六到位，把好护理质量关。

（3）运用 PICU 常用护理技术及危重患儿抢救配合技术，做好重症患儿的监护，密切观察病情变化，发现异常及时处理。

（4）认真做好危重患儿的抢救及各种抢救物品、药品的准备和保管的工作。

（5）严格执行医院感染控制制度，落实重症患儿安全护理措施，保证患儿安全。

（6）参与专科护士培训和重症医学科新知识培训，不断提高重症监护能力和水平。

2. 专科护士的培训工作

随着诊疗技术的发展和儿科医疗分科的不断细化，培养既具有渊博的护理知识，又掌握重症监护的精深理论和技能的临床护理队伍，已成为推进护理发展的迫切需要。由于 PICU 在危重患儿急救中的特殊作用，要求专科护士必须具备扎实的专业理论知识及熟练的急救监护技术。为提高专科护士的专业技术和临床护理能力，专科护士在完成本职工作之余，每年度需完成相关内容的在职培训工作。

（1）培训原则：采取多种方式，对培训对象进行在职教育培训，培训重点以临床需要的知识和技能为主。做到培训与训练相结合、培训与考核相结合、培训与工作相结合、培训与发展相结合、提高培训质量与实效。

（2）培训对象：护理专业大专以上学历，取得护士资格，完成医院的规范化培训，并从事临床护理工作 3 年以上，身体健康、适应力强、热爱重症监护护理事业，能适应高度紧张的工作，有一定的外语基础。

（3）培训目标：通过培训使在 PICU 工作的护士在重症监护理论知识、护理操作技能及仪器使用方面的得到进一步的提高，为其今后在临床护理中实施预见性护理提供有力保障。

1）具有系统的重症监护专业基础理论知识，了解本专科国内外护理现状和发展动态，获取本专业最新知识并学以致用。

2）能熟练掌握本专业技术操作，具有处理本专业复杂问题的能力，熟知本专科仪器的使用、管理、维护及其监测参数、图像的临床意义。

3）具有清晰敏捷的思维，精诚合作的团体精神，能快速有效地处理问题。

4）具有良好的协调沟通能力及本专科临床护理和教学指导能力，能够培训并指导院内外护士本专科业务。

5）具备一定的科研能力和论文撰写能力。

（4）培训内容与方法

1）入科培训

PICU危重病人多、技术操作多、精密仪器使用多，会造成新入PICU人员紧张心理，通过培训可以有效减轻护理人员的心理压力，从而提高其工作满足感，引导护士全身心地投入PICU的培训。培训时间不少于4～8周，包括介绍PICU环境、学习PICU相关制度和职责、了解其工作特点；熟悉各种常见疾病的护理常规；PICU风险管理内容的培训。

2）集中培训

要求所有培训护士都必须经过相关业务培训，并要求做好业务学习笔记；培训内容要求既具实用性，又具针对性，形式则多样、活泼，例如：病例分析、理论授课、护理查房、操作示范、模拟演习等，授课者可以是主任，也可以是护士长、医生，甚至是有经验的护士自己。对于引进的各种先进仪器设备，从设备的性能到操作程序，从参数值在监护中的意义到使用中的注意事项，培训者都采用讲解、分析、求教、演练等方法教授，使培训护士均能熟练使用该设备。还可根据疾病的季节性，收治患儿多的疾病类型，有针对性地选择培训内容。

科室每月组织一次专科理论、操作、护理教学查房等系统培训，培训具有针对性、实效性，并加强护理安全文化的教育和护士的临床带教、科研及护理管理能力的培养。

3）分散培训

个体化的带教制：即积极发挥团队精神，实行一对一互帮互助，由理论技术知识较扎实者对层次相对较新者进行传、帮、带的实践培训，最终达到共同进步与提高。

重视交流并及时总结：教与学是一个互动的过程，定期召开座谈会，由负责培训的老师收集培训对象的培训情况及体会，及时反馈给带教老师。

积极参加省内或院内开办的专科护士培训班和与本专业有关的继教班，据科室情况每期派1～2人参加，达到以点带面的目的，以尽快推广新技术、新知识；积极鼓励培训对象利用业余时间参加函授、夜大、电大、自学等方式以获得更高层次的学历，参加《重症监护专科护士护理》考试，获取省卫生行政部门认可的专科护士资格认证。

（5）考核方法

1）目的：促使大家能将所学知识灵活运用于临床实践。

2）方法：

①传统的理论与操作考试：每半年组织 1 次理论考试内容以《重症监护专科护理》为蓝本：专科常见疾病基础理论、专科操作技能及专科疾病护理知识；危重症患儿的观察与应急处理；专科常见并发症的预防与处理；专科设备与药物的使用；专科工作制度与流程、抢救药物等。下半年将上半年专科培训的内容纳入考试范围。科室每半年组织 1 次操作考试。以卫生部《临床护理实践指南》、《常用护理技术操作》等为蓝本。

②综合评定：由科主任及护士长定期对护士进行工作质量综合评定。

③随机提问：增强护士的紧迫意识，寻找自身薄弱环节，不断加强，以求专业知识的巩固、牢固、以便更好地为患儿服务。

④全科护士会议：每个月科室组织一次，把培训存在的问题提出来，找出原因，依照改进措施解决问题。并听取培训对象的意见及建议，不断改进培训方案。

（五）排班

排班是护士长的重要职责之一，体现了护士长的管理水平，一般可遵循以下原则：

1. 以患儿为中心的原则：掌握工作规律及满足患儿需求，根据工作忙闲及患儿病情轻重合理安排护士人力。为减少交接环节和减轻护士晚夜班压力，可采取病区连续性排班模式（APN）。

2. 弹性排班原则：增加护理高峰时段的护理人力，如派二线班，二线人员接到呼叫后应在 15 分钟内到岗，保证患儿得到及时有效的治疗。

3. 人性化原则：护士长根据科室的需要，在保证护理工作质量及患儿安全的前提下，尽量满足护士对排班的个体需求，但必须完成医院规定的工作时数。

4. 合理搭配原则：在实施责任制整体护理的基础上，根据患儿人数、病情、护理难度、技术要求与护士能力等要素，对护士进行合理分工和搭配，以充分发挥高年资护士传帮带的作用，同时促进年轻护士尽快成长。

三、进修人员管理

（一）进修人员管理制度

1. 严格按照医院科室内部人员管理要求，遵守相关法律法规和医院各项制度。科室及个人无权私自接受、安排未履行进修手续的人员进修。

2. 进修工作期间遵守医院各项规章制度，着装整齐、仪表端庄，符合职业规范，佩戴胸牌；遵守医德规范，不得索要及收受病人的礼品和“红包”，服从管理；认真做好本职工作，严格执行诊疗 / 护理常规及操作流程，严防差错事故发生。

3. 进修期间不能随意转科、提前或延长进修时间，如确因特殊原因不能坚持进修工作，必须由原单位书面提出提前结束进修的申请，征得科室及医务部或护理部的同意，方能办理离院手续。发生以上情况不作进修鉴定，不予结业证书。

4. 进修人员接受医务部或护理部和科室的双重管理。对擅离职守、违反操作规程、造成医疗纠纷事故者，按有关规定进行处理。

5. 进修期间有特殊贡献者应给予表扬；严重违反本院劳动纪律、规章制度和护理常规者，科室将视情节轻重给予批评教育、通报医务部或护理部处理。

6. 进修期间无探亲假、寒暑假，有法定节日假。如确有特殊情况需要请事假，必须由医务部 / 护理部批准，持请假单到科室请假。按规定办理请假手续后，才能离院，并按时销假。未按请假手续离院超过 1 天者，按自动离院处理，不办理结业证。进修半年者事假不超过半个月，进修 3 个月者事假不超过 1 周，请事假者需相应延长进修时间。

7. 进修人员病休，由医院门诊医师开出病假证明，病假一次不超过 1 周。

8. 对进修人员实施学分制管理：参加医务部或护理部组织的专业知识授课每次计 2 学分；参加片区护理查房每次计 2 学分；参加科内业务学习每次计 2 学分；参加科内危重疑难病例讨论每次计 1 学分；以上均有原始笔记可查。

9. 进修期间用科室病例及资料所写的论文，不得用第一作者署名。

10. 进修期满后，应认真书写个人总结和自我鉴定，由带教老师负责书写进修鉴定，科主任或护士长认可后签字。离院时需办理离院手续。

（二）进修护士岗位职责

1. 遵守医院及科室的规章制度，服从科主任和护士长的领导，参加科室及医院的各项活动。

2. 尊重科室指定的带教老师，在带教老师严格监督指导下工作。

3. 参与岗前培训：包括医院规章制定及进修护士管理制度、科室的环境介绍和科室常见疾病护理常规及操作流程、护理工作质量要求、电子医嘱处理系统等内容。

4. 在带教老师的指导下参与病室危重、疑难患儿的护理工作，贯彻以家庭为中心的护理服务理念，正确运用护理程序，做好病人评估，全方位掌握分管病人的病情、治疗、护理、检查等。

5. 严格执行各项护理制度和技术操作规程，在带教老师的指导下正确执行医嘱和及时地完成各项护理工作，防止护理缺陷、事故的发生。

6. 经常巡视病房，密切观察危重患儿的病情变化，如发现异常情况须及时报告带教老师和医生。能有效地与带教老师、管床医生交流患儿的病情与需求。

7. 正确使用与维护各种监护医疗器械和设备。

8. 维护科室安全、清洁、舒适。

9. 在带教老师的指导下正确运用护理程序，参与患儿的健康教育活动。

10. 参加科室的科研、业务学习、护理查房、新技术新项目培训，努力提高业务水平。

（三）进修医生岗位职责

1. 在科主任领导和主治医师以上职称人员的指导下工作。

2. 取得《医师资格证》和《医师执业证》的进修医师由接收进修的科室对其胜任本专业工作的实际情况进行认定，认定后向医务部提出申请，由医务部授予相应的处方权。

3. 做好谈话记录、贵重药品及特殊检查的签字工作。

4. 所有医疗文件的书写必须按照医院有关规定及时完成。

5. 及时追加相关化验检查结果，异常结果要有分析及处理意见，并按要求粘贴好。

6. 了解科室常见危重病、多发病的诊断治疗及危急值的处理原则，根据工作能力、年限，负责一定数量病员的医疗工作。

四、实习人员管理

（一）实习人员管理制度

1. 严格按照医院科室内部人员管理要求，遵守相关法律法规和医院各项制度。

2. 进修工作期间遵守医院各项规章制度，着装整齐、仪表端庄，符合职业规范，佩戴胸牌；遵守医德规范，不得索要及收受病人的礼品和“红包”，服从管理；认真做好本职工作，严格执行诊疗 / 护理常规及操作流程，严防差错事故发生。

3. 实习期间不能随意转科、提前或延长时间，如确因特殊原因不能坚持实习工作，必须由所在学校书面提出提前结束实习申请，征得科室及医护部 / 护理部同意方能办理离院手续，以上情况实习费一般不退，不予实习鉴定。

4. 实习人员接受医务部或护理部和科室的双重管理。对擅离职守、违反操作规程、造成医疗纠纷事故者，按有关规定进行处理。

5. 实习期间有特殊贡献者应给予表扬；严重违反本院劳动纪律、规章制度和护理常规者，科室将视情节轻重给予批评教育、通报医务部或护理部处理。

6. 实习人员病休，由医院成人内科门诊医师开出病假证明，病假一次不超过 1 周。

7. 对实习人员实施学分制管理：参加医务部 / 护理部组织的专业知识授课每次计 2 学分；参加片区护理查房每次计 2 学分；参加科内业务学习每次计 1 学分；参加科内危重疑难病例讨论每次计 1 学分；以上均有原始笔记可查。

8. 每个科室实习期满后，书写个人总结和自我鉴定，带教老师做实习鉴定，科主任 / 护士长签字。离院时需办理离院手续。

（二）实习人员资质与时间

全日制护理专业学生，实习期一年。

（三）培养带教计划

1. 带教组织：科室设一名总带教老师，组长为科室的护士长，组员为本科室具有护师以上职称或准入以上有较强临床工作经验、持有护士执业证书的护理人员。

2. 带教老师的要求：热爱护理事业，热爱带教工作。具有良好的职业素质和行为规范：态度和蔼、举止端庄、耐心细致、开朗无私。能以身作则，严于律己，是护生学习的榜样。有五年以上工作经验，责任心强，有较强的口头表达能力，具有丰富的临床带教经验，且能与护生建立良好的师生关系。具有相应职称的学识水平，能向护生介绍近代护理学的发展情况，带领护生施行整体护理，并能很好地开展健康教育。具有积极向上的学习态度，能努力学习新业务、新技术，不断完善自我。

3. 带教计划

（1）实行一对一专人带教，以明确带教责任，保证教学质量。带教中做到放手不放眼，以确保护理安全。

（2）理论授课安排。

第一周：入科宣教、基础护理。

第二周：PICU 消毒隔离制度、手清洁消毒。

第三周：危重病人的护理、医护配合心肺复苏、危重病人的病情观察。

第四周：出科理论考试及操作考核（常用操作如上氧、中心负压吸痰、皮内注射、鼻饲等）。

（3）每批护生出科时召开同学座谈会进行教学反馈及评估，并提出改进方法。

（四）请假制度

实习期间无探亲假、寒暑假，有法定节日假。如确有特殊情况需要请事假，必须由医务部 / 护理部批准，持请假单到科室请假。按规定办理请假手续后，才能离院，并按时销假。未按请假手续离院超过 1 天，按自动离院处理，实习费不退且不作鉴定。实习 1 年者事假不超过 1 个月，实习 3 个月者事假不超过 1 周，请事假者需延长实习时间。

（五）鉴定考核制度

1. 科室鉴定及评分：实习生在每个科室实习完毕，都应由带教老师与科室主任（护士长）在《实习手册》写出评语，进行实习考核、评定成绩。

2. 实习总鉴定：实习期结束，每个实习生必须认真填写《实习手册》与《实习总鉴定表》的“毕业生自我鉴定”栏，对自己实习期间的思想表现、劳动纪律、业务技能和工作能力，实事求是地总结。“单位意见”一栏，由实习组长收齐后交医务部 / 护理部签署意见，注明结束实习的具体日期，加盖医院公章，由学生代交学校存档。

五、轮科人员管理

（一）对象

1. 具有高等院校医学（护理）专业本科（专科）及以上学历，拟从事临床医疗护理工作的人员。

2. 已从事临床医疗护理工作并取得执业医师资格证书（护士执业证书），要求接受培训的人员。

（二）管理制度

1. 严格按照医院科室内部人员管理要求，遵守相关法律法规和医院各项制度。

2. 轮转工作期间遵守医院各项规章制度，着装整齐、仪表端庄，符合职业规范，佩戴胸牌；遵守医德规范，不得索要及收受病人的礼品和“红包”，服从管理。认真做好本职工作，严格执行诊疗/护理常规及操作流程，严防差错事故发生。

3. 轮转期间不能随意转科、提前或延长轮转时间，如确因特殊原因不能坚持轮转工作，必须征得医护部/护理部及科室同意方能办理停止轮转工作手续。

4. 轮转人员接受医务部/护理部和科室的双重管理。对擅离职守，违反操作规程、造成医疗纠纷事故者，按有关规定进行处理。

5. 轮转期间有特殊贡献者应给予表扬；严重违反本院劳动纪律、规章制度和护理常规者，科室将视情节轻重给予批评教育、通报医务部/护理部处理。

6. 按医院计划完成轮转工作，科室和医院组织定期考核，成绩必须合格。

六、物业人员管理

1. 根据《治安管理处罚法条例》制定本管理制度。

2. 在医院工作期间应着该公司统一的工作服和佩带胸牌作为身份识别标识。

3. 在工作期应自觉遵守医院的各项规章制度。

4. 在工作期间如有违纪行为，医院将按有关规定处理；如有违反《治安管理处罚条例》的行为，医院将报警方调查处理，直至追究当事人的刑事责任。

5. 在工作期间和工作场所，应主动配合医院的治安防范、消防和环境卫生等方面的监督检查，应当履行在规定期限内的整改措施。

6. 物业公司应指派一名负责人，与医院有关部门保持联系和协调有关工作。

七、访视人员

（一）参观人员管理

1. 持盖有院办等对口行政部门印章的来访接待证出入，一张限出入一次；团队人员由机关部门带领并在门卫处登记。

2. 参观期间应自觉遵守医院的各项规章制度。

3. 在参观期间如有违纪行为，医院将按有关规定处理；如有违反《治安管理处罚条例》的行为，医院将报警方调查处理，直至追究当事人的刑事责任。

（二）媒体

1. 持盖有院办等对口行政部门印章的来访接待证出入，一张限出入一次；团队人员由机关部门带领并在门卫处登记。

2. 采访患儿前获得患儿家长的同意方可接受采访。

3. 采访期间自觉遵守医院的各项规章制度。

4. 采访期间听从科室的安排，身着工作服方能进入病房采访。

5. 采访完毕后，脱工作服出病房。

（三）上级领导

1. 由行政部门负责人陪同上级领导下病房。

2. 科室主任和护士长接待陪同。

3. 身着工作服进入病房。

4. 视察完毕后脱工作服出病房。

八、员工档案的建立与管理

（一）员工个人档案的建立

1. 员工自入职之日起，须建立独立的个人档案并至少每三年进行一次回顾，必要时随时更新。员工个人档案包括以下资料：

（1）个人档案目录。

（2）基本信息采集表（含工作经历）。

（3）岗位职责说明书。

（4）岗前及业务培训、继续教育记录。

（5）操作权限审批表。

（6）年度评价表。

（7）绩效考核。

（8）各种证件及培训证书的复印件。

2. 所有员工在入职时必须向人力资源部提供本人的身份证、毕业证、资格证、执业证、职称证等有效的证件复印件，并提供以上证件原件，由人力资源部经办人核实后在证件复印件上加盖"原件已核"并签名。

（二）员工个人档案的管理

1. 科室由一人专门负责员工个人档案的管理。

2. 当员工个人信息资料有变更时，应及时提供变更后的资料原件和复印件给人力资源部查验，以便及时更新个人档案。

3. 员工档案册放在所在科室班组管理，科室负责人为员工档案保管责任人。每位员工有及时更新档案册个人资料的义务，可以查阅所属自已的个人档案。任何人员未经授权不得撤销、涂改、销毁员工档案册内容。

九、绩效考核

为适应国家公立医院改革的需要，按照岗位责任、优劳优得的分配和绩效评价原则，充分调动护理人员的工作积极性和主动性，最大限度地发挥个人潜能，营造和谐创新的良好氛围，不断强化科室护理管理。降低成本、提高质量、确保效益、促进发展，提高科室综合实力和品牌影响力。

（一）原则

1. 按照职务和（或）职称\工龄、绩效考核确定系数。

2. 按照科室规章制度进行相应的奖罚。

3. 突出工作绩效，保障公平，兼顾激励。科室二次分配结合护士绩效考核并体现医院制度落实和激励奖惩要求，并将绩效考核结果与职称晋升、学习进修、奖励评优结合。具体分配方案，遵照医院相关规定适时调整。尽可能地公平合理，奖金分配采取按系数比例的分配方案。

（二）实施

1. 系数由管理系数、职称系数、工龄系数、绩效系数构成。

2. 管理系数：护士长、总务护士、责任组长等管理系数科室具体分配。

3. 绩效系数：总分 100 分，内容包括出勤、工作量 、工作质量、满意度、缺陷事故、病历质量、技能操作、理论、医德医风。

（三）考评标准

绩效管理总分为 100 分。分为优秀、良好、一般、较差、差 5 个等级。

1. 优秀：90 分以上，各项工作质量完成好，大大超过常规标准要求，得到病人表扬，为科室创造了很好的经济效益和社会效益。

2. 良好：85 ～ 89 分，各项工作质量完成好，超过常规标准要求，得到病人的肯定。

3. 一般：80 ～ 84 分以上，各项工作能按时完成，达到标准要求，无病人投诉纠纷。

4. 较差：70 ～ 79 分以上，有些工作不能按时完成，偶尔有小的疏漏；在工作数量质量上有时达不到常规标准；时有小的纠纷投诉未造成严重后果，未对科室造成较大的不良影响。

5. 差：70 分以下者，工作经常不能按时完成，显著低于常规标准要求。

（四）以某三级甲等医院某科室护士绩效考核为例

1. 绩效考核分数包括系数（占 50%）、工作量（占 30%）、考勤（占 20%）三大部分。

（1）系数：50%

1）管理系数：护士长（0.3），总务护士（0.15），项目负责人（0.1）。

2）工作技术能力系数：副主任护师（0.6），主管护师（0.5），护师（0.4），护士（0.3）。

3）工龄系数：如下。

护士系数方案：详见表 2–1。

4）工龄系数每年 7 月份调整，职称系数从医院聘任文件下达月开始调整。

（2）工作量：30%

1）病人数：占工作量的 50%。一个病人 1 分，主班和巡班为 4 组平均分。

2）难易程度：占工作量的 50%。A1 和 A2 为 100 分，A3 为 80 分 A4 为 60 分，主班和巡班为 4 组平均分。

3）晚、夜班：上一个晚班、夜班科室补助 20 元。另收新病人的晚夜班再加 20 元。

表 2-1 护士系数方案

职称	职称系数	工龄	工龄系数	管理项目	管理系数
副主任护师	0.6	15 年以上	0.65	护士长	0.3
主管护师	0.5	15 年以上	0.6	总务护士	0.15
主管护师	0.5	10 年 ~ 15 年	0.5	文件书写	0.1
主管护师	0.5	8 ~ 10 年	0.45	消毒隔离	0.1
护师	0.4	10 年以上	0.5	科室培训	0.1
护师	0.4	8 ~ 10 年	0.45	实习带教	0.1
护师	0.4	5 ~ 8 年	0.4	科普文章	0.1
护师	0.4	3 ~ 5 年	0.35	文件管理	0.1
护士	0.3	5 年以上	0.4	健康教育	0.1
护士	0.3	3 ~ 5 年	0.35	基础护理	0.1
护士	0.3	2 ~ 3 年	0.3	危急值	0.1
护士	0.3	1 ~ 2 年	0.2	QC 管理	0.1
护士	0.3	6 月 ~ 1 年	0.1		
护士	0.2	6 月以下	0.05		

注：助理护士与同等级别聘用护士相同。

（3）考勤：20%

按上班天数打分，上班 1 天加 1 分。

（4）质量管理奖罚细则

1）工作态度

①责任心不强造成差错事故者按医院相关制度处罚。

②液体渗漏严重，造成病人投诉者，每次罚款 50 ~ 200 元。造成组织坏死者由核心小组讨论后报医院处罚。

③执行医嘱不及时并造成一定影响者，每次罚款 30 ~ 100 元。

④没有按照护理级别观察病情者罚款 50 元。

⑤错账引起病人投诉，经调查属实者，罚款 50 元。

⑥未按操作程序使用仪器造成损失者，罚款 50 ~ 100 元。

⑦凡已知安全隐患未报者罚款 50 元。

⑧凡工作中发现问题，影响科室质量评分者罚款 50 元。

⑨上班迟到、早退者罚款 50 元。

2）护理质量

①护理质量管理小组成员完成分管工作者酌情奖励管理系数。

②护士长日常督查发现问题点 2 次以上 20 ~ 50 元处罚 / 点。

③危重病人基础护理合格率在 95% 以下处罚 50 ~ 200 元。

④晚夜班查房平均分值以下处罚 50 元 / 次。

3）服务质量

①服态度欠佳，造成病人投诉经核实后属实情交质管部处罚。

②拒收病人一次处罚 200 元。

③与病人争吵一次罚 50 元。

④语言生、冷、硬、推罚 50 元。

⑤质量月报通报一次奖或罚 100 元。

（5）奖励

①能独立完成床旁血液净化的每次奖励 50 元。

②主动顶替晚夜班奖 50 元，听从安排奖 30 元。

③基础护理到位，病室整洁、安静，奖励 20 ~ 50 元。

④加班按照 50 元 / 天给予奖励；遇突发事件，主动加班者奖励 50 元 / 天。

⑤拒收红包一次奖励 50 ~ 100 元，表扬信每封奖励 50 元。新闻媒体正面报道一次 50 ~ 500 元。

⑥杜绝差错事故酌情奖励 20 ~ 2000 元。

⑦参加医院组织的三基考试（含理论、操作）达 90 分以上者，每次奖励 50 元。

⑧为科室利益献计献策，采纳者奖励 50 ~ 200 元。

⑩主动迎接检查并表现突出者奖励 50 ~ 200 元。

2. 奖金分配具体计算方法：护士个人奖金＝系数奖金＋工作量奖金＋考勤奖金＋质量奖罚＋奖励。

第三章

PICU 工作制度和管理

PICU 是医护人员应用现代化的医疗设备和复杂的监护技术，专门为各种危重症患儿提供监护生命体征、生命支持和治疗的特殊区域。众所周知，PICU 的患儿的病情发展快、急救药品繁多、监护技术复杂、护理工作任务重，一个学科的健康发展，首先要有一套完善的法律法规和规章制度来规范和指导其工作，使 PICU 的工作人员在规范化的工作制度约束和管理下有章可循。因此完善与加强 PICU 工作人员的工作制度管理、明确实施岗位职责、严格执行医疗护理常规，实现医疗和护理管理标准化才能更好地为危重症患儿的救治提供基本保证，并且同时改善医患关系，缓解医患矛盾，提高患儿的救治成功率。

一、PICU 的制度

PICU 的制度包括一般工作制度、岗位职责和常规护理工作关键流程。

（一）一般工作制度

1. 护士长负责管理病房护理工作，并协助主任管理科室各项事务，设立总务护士协助护士长管理，全体病区工作人员积极协助。

2. 全体工作人员能坚守岗位，严格履行岗位职责，有严肃认真的工作态度。

3. 保持病房整洁、舒适，光线充足柔和，温湿度适宜。病区温馨、美观、童趣化。保持病房安全、避免噪音，工作人员做到走路轻、关门轻、说话轻、操作轻。

4. 统一病房陈设，室内物品应摆放整齐，按规范化固定位置摆放。精密贵重仪器有操作规范并专人保管，不得随意变动。

5. 护士站、医生办公室、库房等区域，室内及抽屉物品分类清楚、有序清洁，无私人用物。

6. 建立合理的作息制度，保证患儿夜间睡眠时间，夜间灯光不宜过强。

7. 认真落实清洁卫生工作，每日定时不定时清扫，达到五无（无灰尘、无蜘蛛网、卫生间及大小便器无臭味、室内无死角、地面干燥无积水），地板和玻璃现本色，室内家具、桌面、窗帘等清洁、无破损，室内无未及时倾倒的呕吐物、排泄物等污物。

8. 做好患儿的安全防护，离开床旁随手拉床栏，以防摔伤、烫伤等意外发生。

9. 做好探陪人员告知工作，禁止室内大声喧哗。每月召开一次陪人会议，宣传健康科普知识，指导病人及家属遵守医院各项规章制度，征求陪人的意见和建议，不断改进工作质量。

10. 严格执行交接班制度，班班床头交接病人，患儿凭出门证或出院结算联出入病房大门，防止病人走失。

11. 严格执行查对制度等核心制度。

12. 工作时间护理人员按要求统一着装，佩带胸卡上岗。认真落实“感动服务”各项要求，语言文明，待人有礼，热情细致，做到四心服务（细心、耐心、爱心、责任心）。

13. 护士长全面管理科室财产、设备。分别指派专人管理，建立账目，定期清点，如有遗失及时查明原因，按规定处理。

（二）PICU 岗位职责

PICU 岗位职责包括值班医师、总住院医师、主管医师、总务护士、病历质控员、消毒隔离员、岗位质控员、实习和进修总带教老师、危重病人管理员、基础护理与健康教育管理员、抢救车管理员、主班、A 班、P 班、N 班、巡班、外勤班、责任组长。

1. 值班医师

（1）值班时，各人负责区域内的病人紧急或临时事务的处理，并必须在监护室内观察患儿病情变化，加强巡视，尤其是危重病人及新入院病人。中班不能在值班室休息。晚夜班完成相关的诊疗及值班所有事务，可在值班室休息，但是必须在护理人员呼叫时能快速进入工作状态。

（2）新病人收治：服从总住院医师或二线医师的安排，每班组长负责按顺序轮流收治新病人。

（3）收新病人以入院时间为准，交接班前 30 分钟由当班医生收治，30 分钟以内由当班医生询问病史后开具医嘱，15 分钟以内由当班医生负责急诊处理。抢救病人简单询问病情后需要气管插管者，家长签署《气管插管同意书》，病情稍稳定后与家长谈话、签字。抢救过程中服从上级医生的调配。

（4）患儿入院时护士通知值班医生查看患儿，对患儿进行全面体查，开出紧急医嘱，常规查血气、微量血糖等项目开化验单。另一医生与家长谈话、签字，包括询问病情、双向承诺书、贵重药品使用同意书、特殊检查治疗同意书、输血治疗同意书的签字。家长留下详细地址及联系电话，告知探视时间及病情需要时随时与家属电话联系。

（5）值班接诊医生完成入院记录及病危通知单后再次与家长谈话签字。病危通知单一式两份，一份交家长，一份留存病历中。谈话记录需交代主管医生、上级医生签全名。

（6）新病人入院 2 小时内主治医生必须查房，24 小时内三级查房。病危患儿一周有一次三级查房记录，3 天有一次主治医生查房记录。

（7）记录急诊会诊意见及病情变化，写好交接班记录并签名。

（8）完成病人急诊处理及操作，如：拍背吸痰、血糖、血气等，并负责书写各项操作记录，及床旁快速检查结果记录、分析及处理。心电图检查在床旁进行，打印心电图图纸及二联单送心电图室。

（9）追查病人的急诊检验结果，如：各类危急值、脑脊液、E4A、胸片等，及做出相应处理和记录。

（10）巡视抢救室，观察病人生命体征及病情变化，有问题及时报告总住院医师。

（11）监护室内严禁阅读娱乐类报刊杂志、收听收音机、玩游戏及进行与工作无关的任何活动。

（12）保持工作区安静，保持监护室及医生办公室及值班室卫生整洁。

2. 总住院医师

（1）实行 24 小时值班、会诊制，不能离岗，24 小时负责科室病人的安全及科内各项应急预案的实施。必要时可电话求助二线值班人员支援或直接汇报科主任。

（2）负责危重症的抢救，并督促或协助值班医生完善各项记录的书写。

（3）所有新病人都必须第一时间查看，并指导值班医生处理新病人及新病人的所有治疗。接待患儿家属临时探视，对科内病人提出会诊申请，安排或办理病人的转科、出院等临时性事务。

（4）负责科内医生派班。

（5）督促交接班记录的完善并签名，保持医生办公室、监护室及总住值班室的卫生。

3. 主管医师

（1）新病人查房：汇报病史、体查及实验室检查结果，总结病例特点、目前诊断、入院后病情变化及处理。

（2）负责所管病人日常查房及诊疗计划的制定（每周至少要有一次科主任查房，两次主治医师查房）。

（3）出院和转科病人的安排：由主治医师或科主任负责决定病人出院及转科，痊愈出院者主管医师提前一天通知家长；病情好转要求出院需家长提前一天预约并签字。未愈、危重病人出院需家长签字后果自负，才能办理出院手续。出院病人开具出院疾病诊断证明书，上级医生签名盖科室公章；主管医生或值班医生详细书写门诊病历，出院医嘱应当全面，结账后交家长；首页及出院记录在出院时办妥。

（4）负责疑难危重病人教学查房病例准备及汇报：主管医生打印病情介绍并汇报病史，及时书写疑难危重病人查房记录。

4. 总务护士

（1）在护士长的领导下开展工作，协助护士长管理科内事务。

（2）负责科室物品的申领、保管、报损，保证日常供应。

（3）每月进行物品清点，保证账物相符。

（4）每周对科室设备进行保养，保证科室设备处于良好备用状态。

（5）每日检查水电设备、消防等设施，发现损坏及时通知相关部门维修，需有维修记录。

5. 病历质控员

（1）按照卫生部《病历书写基本规范》（2010 年版）对科内护士进行护理文件书写培训。

（2）检查并指导年轻护士客观、真实、及时、准确、完整、规范地书写病历。

（3）每周完成5份在架病历的环节质控，负责医院护理专家返修病历的改进。

（4）每月病历终末质控，有质控小结记录。

6. 消毒隔离员

（1）在院感科的指导和护士长的领导下，负责本科室医院感染管理工作。

（2）督导本科室成员认真落实医院感染管理制度及操作规范，严格执行医院消毒隔离技术。

（3）每周对科室消毒隔离工作自查一次。

（4）每月进行科室消毒隔离监测及结果分析，做好院感相关记录。

（5）组织本科室成员进行医院感染相关知识的培训，负责卫生员消毒知识培训与效果评价。

（6）督促按《医疗废物管理条例》处理垃圾废物，做好源头分类。

（7）发现医院感染病例和医院感染（含疑似）的暴发，及时报告护士长，督促医生填写上报医院感染报告卡，并积极协助院感科调查。

7. 岗位职责质控员

（1）在护士长的领导下，根据医院护理工作制度建立并完善科室的各项管理制度、规范各级护士岗位职责。

（2）不断完善科内的关键流程、突发事件应急预案等。

（3）每周进行岗位职责与制度落实的督导。

8. 实习、进修总带教老师

（1）根据实习大纲及护理部教学计划，制定本科室不同层级护理人员、进修人员、护生带教计划并实施。

（2）负责护生的出科理论考试和操作技能考核，及时将信息反馈至护理部。

（3）征求护生意见和建议，及时与护理部沟通，改进带教工作。

（4）协助护士长组织科内人员参加医院各种学术活动并做好记录。

（5）协助护士长每季度做好准入护士考核及每半年一次全科护士理论与技能考核。

（6）每半年进行科室护理人员操作理论考试。

（7）建立并完善科内护理人员的档案。

9. 危重病人管理员

（1）指导年轻护士完成危重病人特殊护理。

（2）确保危重病人腕带、管道标识清楚。

（3）为患儿制定安全防护措施(如防坠床，防跌倒，告知)。

（4）协助组织急、危重症患儿的抢救。

（5）负责本科室各项应急预案、抢救药知识培训。

（6）每周进行危重病人“六到位”的自查并记录。

10. 基础护理与健康教育管理员

（1）参与病区管理，确保病区环境的“三度”即整洁度、清洁度、安静度。

（2）每周督查危重症病人基础护理及晨晚间护理。

（3）安排家属每月一次的公休座谈，并做好记录。

（4）科室每半月组织一次健康教育讲座。

（5）负责对本科室患儿及家长的健康教育执行情况和效果评价进行管理，确保每一个患儿得到合理的健康教育评估、健康教育实施和效果评价。

（6）每周督查责护健康教育工作落实情况。

（7）每月 20 号前要完成前一个月出院病人的随访。

11. 抢救车管理员

（1）每周 1 次清查抢救车，保证各项物品准备齐全，处于备用状态。

（2）每周清查抢救车内药物，避免药物过期。

（3）保证抢救车平面清洁卫生。

（4）对年轻护士培训抢救药品的种类、剂量、用法、作用机制等。

（5）每周抽问 5 个人员回答抢救药的相关知识。

12. 主班(时间：8：00 ~ 12：00；14：30 ~ 17：30)

（1）提前 15 分钟到岗，用物接班，参加晨会交班。

（2）查对一览表、病室交班志、日报表、工作量上报中的各项数据。

（3）查看设备维修登记本，及时报修并记录。

（4）核对 N 班医嘱，协助巡班配制输液，正确处理医嘱，将病人的饮食卡与雾化卡打印出，及时通知各护理组执行医嘱。

（5）9：30 前督促外勤班送 48 小时出院病历和准备备用病历。

（6）每周一、三、五 12：00 之前询问需要探视的病人与负责医生，以便下午探视的安排。

（7）下午 2：30 打印催款欠单，并将排好的探视顺序交给探视的医生，向患儿家长交代与科室相关的事项（探视内容、出院、转科、结账、新农合报销、查账、纸巾、负责探视的医生）解释家长对账目以及其他事项疑问。播放健康教育光碟。下午接待探视家长，调好视频，维持探视秩序。

（8）负责接听电话、门铃及开启大门，热情接待来访人员，及时处理日常事宜。

（9）办理病人出、入院及转出、入手续。

（10）打印领药、退药单等。

（11）整理出院病历，费用查对，解释费用疑问。

（12）检查外勤班的工作。

（13）登记当日出院病历至出院随访本。

（14）书写病室交班志，整理办公室，备齐办公用物，清洁平面，准备交班。

（15）护士长不在病房时，代为处理科室相关事务。

13.A 班（时间：8：00 ~ 16：00）

（1）高年资护士为本班本组负责人。

（2）提前 15 分钟到岗，参加晨会交班。

（3）与 N 班分组床头交接病人，了解病情、治疗、护理、检查等。

（4）负责晨间护理，做好出院、转科及死亡病人的终末料理。

（5）完成本组病人的治疗、做 PPD 皮试、各项护理，负责各类标本的正确留取，协助更换液体。本班执行的临时液体签名。

（6）按时喂奶（一般 Q3h），喂奶后 1h 及时换尿布，做好臀部护理及各种基础护理。

（7）勤巡视、观察病情，及时与医生做好沟通并积极处理。

（8）针对不同疾病制定健康教育计划并落实，负责护送转科病人至相关科室，做好交接工作，做好出院病人的出院指导。

（9）客观、准确书写护理记录，质控本班出院病历。

（10）10:00 按时发 Tid、Q12h 口服药，喂服到口，清理出院病人剩余口服药。

（11）接待入院、转科病人，当班完成评估，15 分钟内实施治疗。

（12）督促病人相关检查的落实情况。

（13）完成本班的长期和临时治疗护理工作后，并开启空气消毒机 12：00 ~ 14：00，15：00 ~ 15：30 开窗通风。

（14）整理病区，及时登记需维修的物品及设备，16：00 与 P 班交班。

14.P 班（时间：16：00 ~ 0：00）

（1）高年资护士为本班负责人。

（2）16：00 与 A 班分组床头交接病人，了解病情、治疗、护理、检查等。

（3）交接物品、仪器设备、贵重及毒麻药品、接抢救车 / 柜、抢救药。

（4）执行 Q8h 的雾化及其他治疗。

（5）完成本班治疗、护理、检查等。

（6）接待入院、转科病人，当班完成评估，15 分钟内实施治疗。

（7）质控转科病人病历，负责护送转科病人至相关科室，做好交接工作。

（8）做好出院病人宣教，质控本班出院病历。

（9）检查已输完的输液卡、各类执行卡（雾化卡、肌注卡、静脉注射卡、理疗卡、口腔护理等卡），并按序整理，督查有无漏项。

（10）负责晚间护理，做好出院、转科及死亡病人的终末料理。

（11）按时喂奶（一般 Q3h），喂奶后 1h 及时换尿布，做好臀部护理及各种基础护理。

（12）勤巡视病房，保持各种管道通畅、固定，落实《危重病人护理六到位》，管好水电、锁病室门。

（13）22：00 按时发 Q8h、Q12h 口服药，喂服到口，清理出院病人剩余口服药。

（14）观察病情，有异常时及时通知医生并配合抢救，准确书写护理记录，书写病室交班志填写统计上报。

（15）整理用物，为下班准备用物，00：00 与 N 班交接班，并于 0：00 ~ 4：00 开启空气消毒机。

15.N 班（时间：0：00 ~ 8：00）

（1）高年资护士为本班负责人。

（2）00：00 与 P 班分组床头交接病人，了解病情、治疗、护理、检查等，开消毒机。

（3）核对 P 班医嘱，对输液、肌注、副治疗卡，核对 P 班已执行完的各类执行卡。

（4）打印输液卡，并核对签名。

（5）接待新病人，当班完成评估，15 分钟内上治疗。

（6）按时喂奶(一般 Q3h)，喂奶后 1h 及时换尿布，做好臀部护理及各种基础护理。

（7）7:00 发 Tid、Bid、Q8h 口服药，喂服到口，清理出院病人剩余口服药。

（8）完成本班的长期和临时治疗护理工作后，7：00 ~ 7：30 开窗通风。

（9）保持各种管道通畅、固定，落实“危重病人护理六到位”。

（10）密切观察病情变化，有异常时及时通知医生并配合抢救，准确记录，完成本班的各种治疗、标本采集。

（11）对前日早上 7 点至今日早上 7 点的 24 小时的出入水量及尿量进行统计，记录于护理记录单上。

（12）书写护理记录、病室交班志。

（13）整理办公室、配药室等，清理病房，及时登记需维修的物品及设备，8：00 与 A 班分组交班。

16. 巡班职责(时间：8：00 ~ 12：00；14：30 ~17：30)

（1）提前 15 分钟接班，接治疗室贵重药品物品、常用药品物品、毒麻药品及抢救车内药品和物品数量及质量。补充抢救车内急救药品并贴上封条。

（2）清领药品、无菌物品，备大输液，确保用物、药品在有效期内，质量完好。

（3）配第一组长期抗生素组液体。负责静脉营养液的配置。

（4）取血制品，及时通知医生开输血医嘱，与责护核对后双签名。

（5）保证物品供应及时，抢救药、设施设备的完好 100%。

（6）负责清理补充大输液、静脉用药、一次性用物(输液器、注射器、针头、一次性使用雾化器、一次性吸氧管、胶布、一次性吸痰管、手套、口服药杯、降温贴、留置针等)及各类标本容器。

（7）负责呼吸机、CPAP 等仪器的消毒和准备。

（8）协助主班处理医嘱与探视。

（9）每天清理大输液数量填写大输液计划单并送至大输液中心。星期一、四下午清理冰箱及除霜、无菌柜、静脉用药柜、口服药柜，领取酒精、络合碘、纯化水、“84”消毒液。

17. 外勤班职责（时间：8：00 ~ 12：00；14：30 ~ 17：30）

（1）负责病房出院病历的送出。

（2）负责检查单的记账、预约，登记会诊单送至相应科室。

（3）每天清点被服，清点工作服和工作值班室被服。

（4）领取各种外用制剂及消毒剂。

（5）协助医生陪送危重病人外出检查。

（6）病历复印，备用新病历，当日出院病历登记。

（7）领取空气培养皿，结果黏贴在《科室医院感染控制记录本》上。

18. 责任组长（时间：8：00 ~ 12：00；14：30 ~ 17：30）

（1）在护士长的领导下，带领并指导本组护士完成本组患儿的各项治疗，护理工作。

（2）协助护士长对 A 班护理工作进行检查及督导。

（3）运用护理程序开展工作，组织指导本组护士实施整体护理，并评价实施效果。

（4）指导本组护士完成危重患儿护理计划的制定，协助组织急、危重患儿的抢救。

（5）指导本组护士当班完成新入院患儿的护理评估，并给予相应的处置。

（6）负责检查、审核、修订危重病人的护理记录。

（7）协助护士长做好科室持续质量改进，修改完善护理工作流程。

（8）组织或主持护理查房，危重患儿的护理会诊以及护理个案讨论。

（9）参加医师查房，全面了解病情及治疗方案，并对治疗方案提出建议。

（10）负责患儿的健康知识宣教，指导本组护士实施，并评价宣教效果。

（11）承担实习或进修护士的临床教学任务。

（12）参与病区管理，确保病区环境整洁，舒适，安静。

（13）为患儿制定安全防护措施（如防坠床，防跌倒，约束等）。

（三）PICU 常规护理工作关键流程

PICU 常规护理工作关键流程包括入院、出院、外出检查、转床、转科、转院、病人交接、护理会诊、护理不良事件报告、护理投诉等。

1. 患儿入院流程

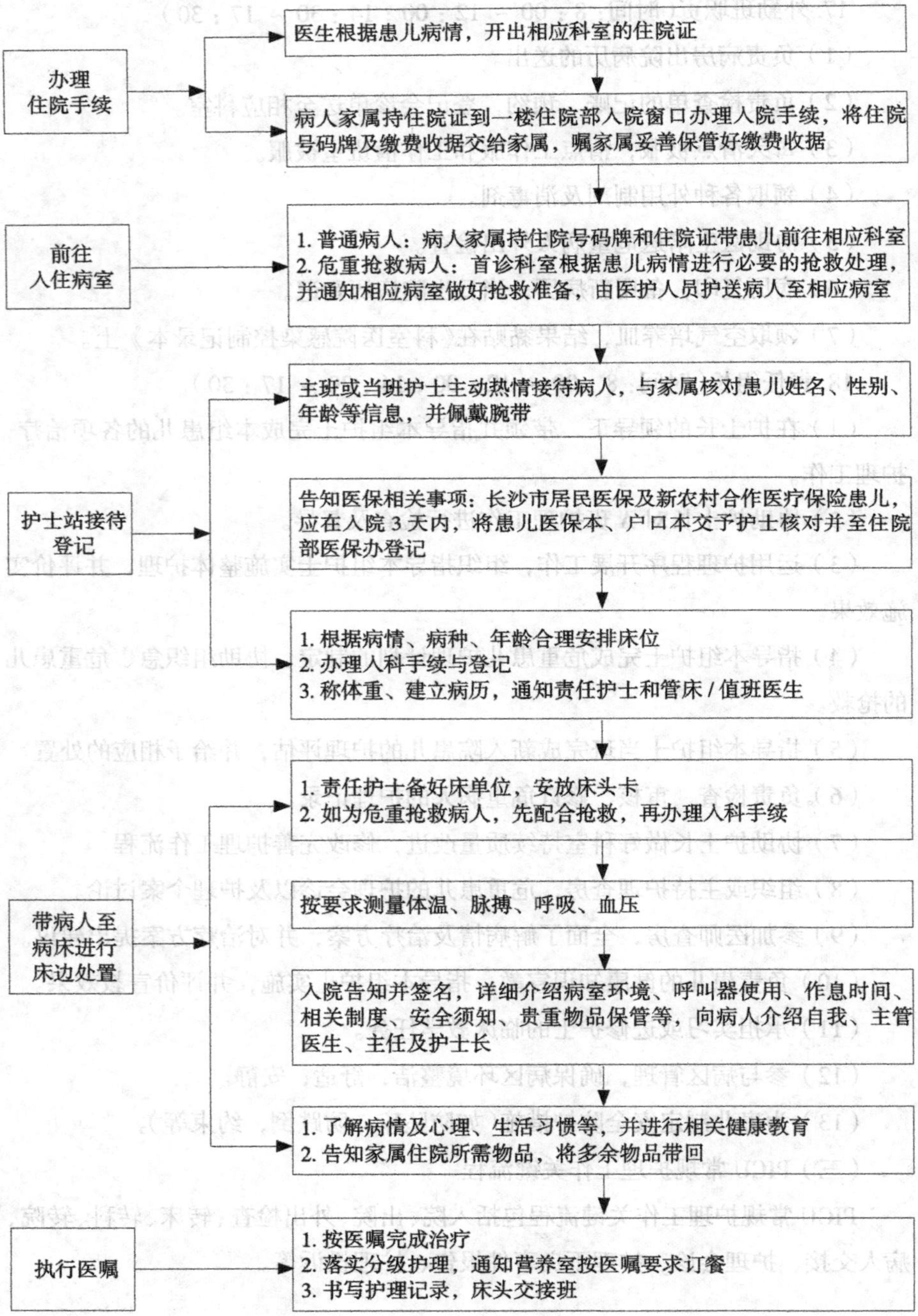
办理住院手续
医生根据患儿病情，开出相应科室的住院证
病人家属持住院证到一楼住院部入院窗口办理入院手续，将住院号码牌及缴费收据交给家属，嘱家属妥善保管好缴费收据
前往入住病室
1. 普通病人：病人家属持住院号码牌和住院证带患儿前往相应科室
2. 危重抢救病人：首诊科室根据患儿病情进行必要的抢救处理，并通知相应病室做好抢救准备，由医护人员护送病人至相应病室
护士站接待登记
主班或当班护士主动热情接待病人，与家属核对患儿姓名、性别、年龄等信息，并佩戴腕带
告知医保相关事项：长沙市居民医保及新农村合作医疗保险患儿，应在入院 3 天内，将患儿医保本、户口本交予护士核对并至住院部医保办登记
1. 根据病情、病种、年龄合理安排床位
2. 办理入科手续与登记
3. 称体重、建立病历，通知责任护士和管床 / 值班医生
带病人至病床进行床边处置
1. 责任护士备好床单位，安放床头卡
2. 如为危重抢救病人，先配合抢救，再办理入科手续
按要求测量体温、脉搏、呼吸、血压
入院告知并签名，详细介绍病室环境、呼叫器使用、作息时间、相关制度、安全须知、贵重物品保管等，向病人介绍自我、主管医生、主任及护士长
1. 了解病情及心理、生活习惯等，并进行相关健康教育
2. 告知家属住院所需物品，将多余物品带回
执行医嘱
1. 按医嘱完成治疗
2. 落实分级护理，通知营养室按医嘱要求订餐
3. 书写护理记录，床头交接班

2. 病人出院流程

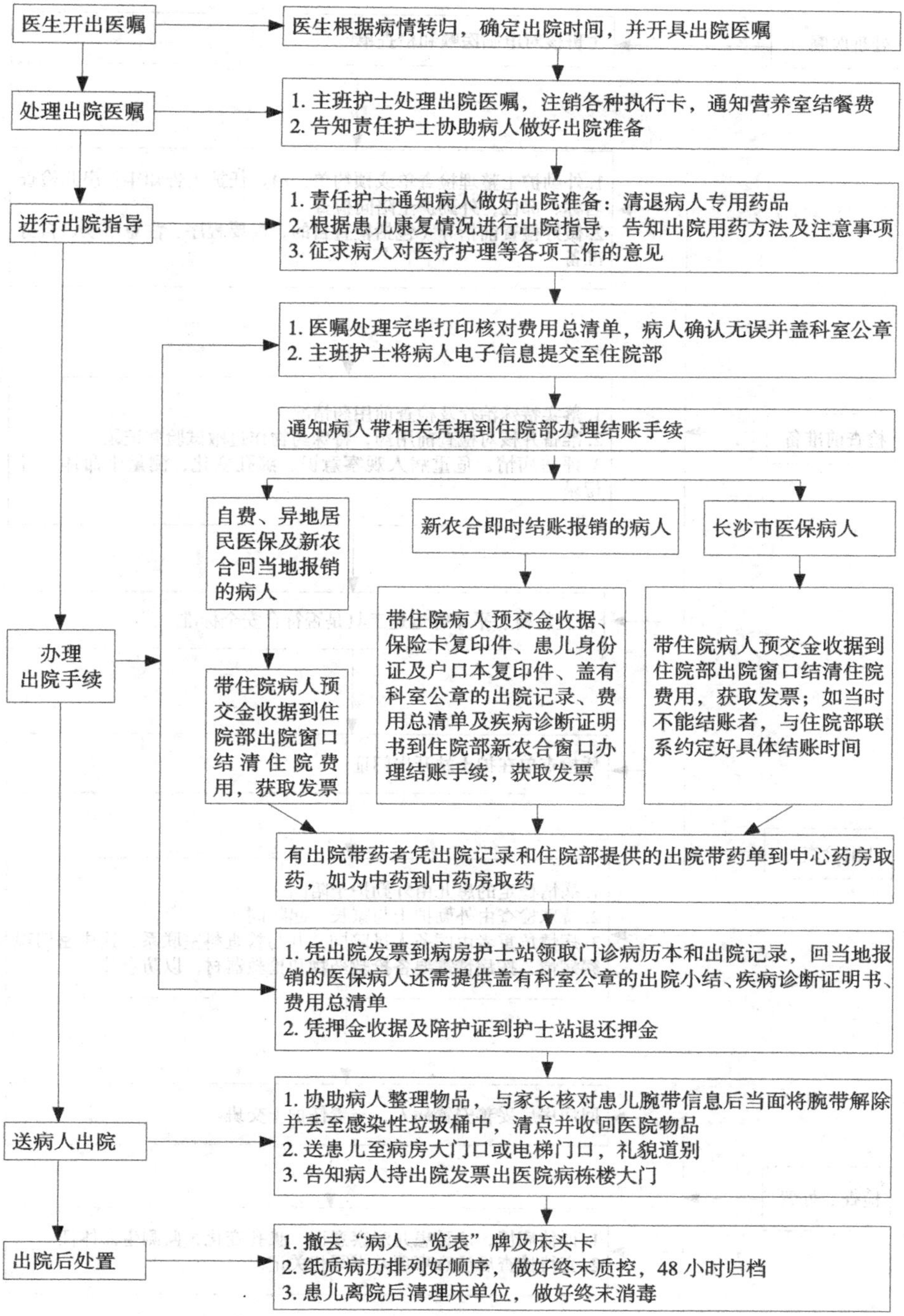
医生开出医嘱
医生根据病情转归，确定出院时间，并开具出院医嘱
处理出院医嘱
1. 主班护士处理出院医嘱，注销各种执行卡，通知营养室结餐费
2. 告知责任护士协助病人做好出院准备
进行出院指导
1. 责任护士通知病人做好出院准备：清退病人专用药品
2. 根据患儿康复情况进行出院指导，告知出院用药方法及注意事项
3. 征求病人对医疗护理等各项工作的意见
1. 医嘱处理完毕打印核对费用总清单，病人确认无误并盖科室公章
2. 主班护士将病人电子信息提交至住院部
通知病人带相关凭据到住院部办理结账手续
办理出院手续
自费、异地居民医保及新农合回当地报销的病人
新农合即时结账报销的病人
长沙市医保病人
带住院病人预交金收据到住院部出院窗口结清住院费用，获取发票
带住院病人预交金收据、保险卡复印件、患儿身份证及户口本复印件、盖有科室公章的出院记录、费用总清单及疾病诊断证明书到住院部新农合窗口办理结账手续，获取发票
带住院病人预交金收据到住院部出院窗口结清住院费用，获取发票；如当时不能结账者，与住院部联系约定好具体结账时间
有出院带药者凭出院记录和住院部提供的出院带药单到中心药房取药，如为中药到中药房取药
1. 凭出院发票到病房护士站领取门诊病历本和出院记录，回当地报销的医保病人还需提供盖有科室公章的出院小结、疾病诊断证明书、费用总清单
2. 凭押金收据及陪护证到护士站退还押金
送病人出院
1. 协助病人整理物品，与家长核对患儿腕带信息后当面将腕带解除并丢至感染性垃圾桶中，清点并收回医院物品
2. 送患儿至病房大门口或电梯门口，礼貌道别
3. 告知病人持出院发票出医院病栋楼大门
出院后处置
1. 撤去“病人一览表”牌及床头卡
2. 纸质病历排列好顺序，做好终末质控，48 小时归档
3. 患儿离院后清理床单位，做好终末消毒

3. 病人外出检查流程

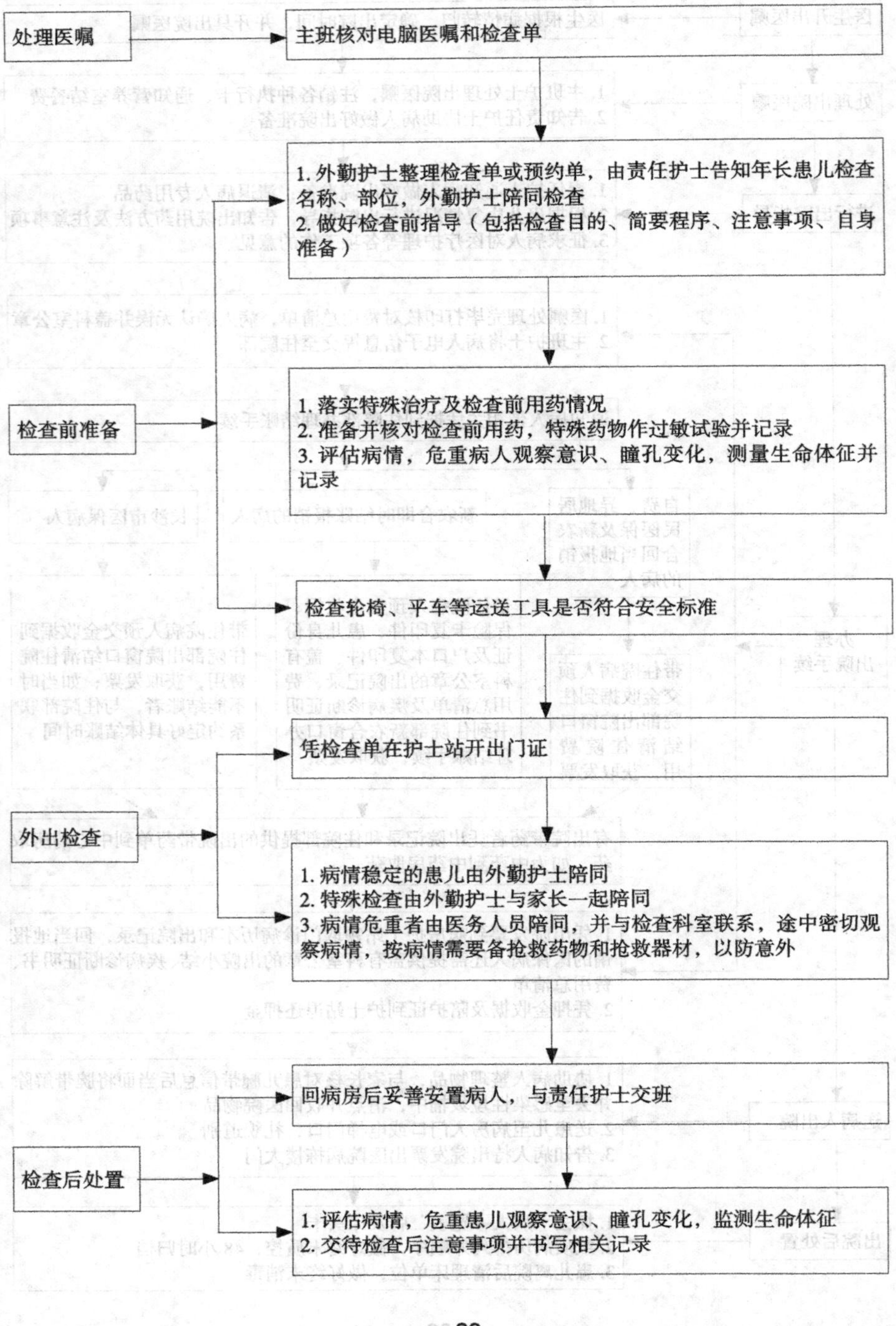
处理医嘱
主班核对电脑医嘱和检查单
1. 外勤护士整理检查单或预约单，由责任护士告知年长患儿检查名称、部位，外勤护士陪同检查
2. 做好检查前指导（包括检查目的、简要程序、注意事项、自身准备）
检查前准备
1. 落实特殊治疗及检查前用药情况
2. 准备并核对检查前用药，特殊药物作过敏试验并记录
3. 评估病情，危重病人观察意识、瞳孔变化，测量生命体征并记录
检查轮椅、平车等运送工具是否符合安全标准
凭检查单在护士站开出门证
外出检查
1. 病情稳定的患儿由外勤护士陪同
2. 特殊检查由外勤护士与家长一起陪同
3. 病情危重者由医务人员陪同，并与检查科室联系，途中密切观察病情，按病情需要备抢救药物和抢救器材，以防意外
回病房后妥善安置病人，与责任护士交班
检查后处置
1. 评估病情，危重患儿观察意识、瞳孔变化，监测生命体征
2. 交待检查后注意事项并书写相关记录

4. 病人转床工作流程

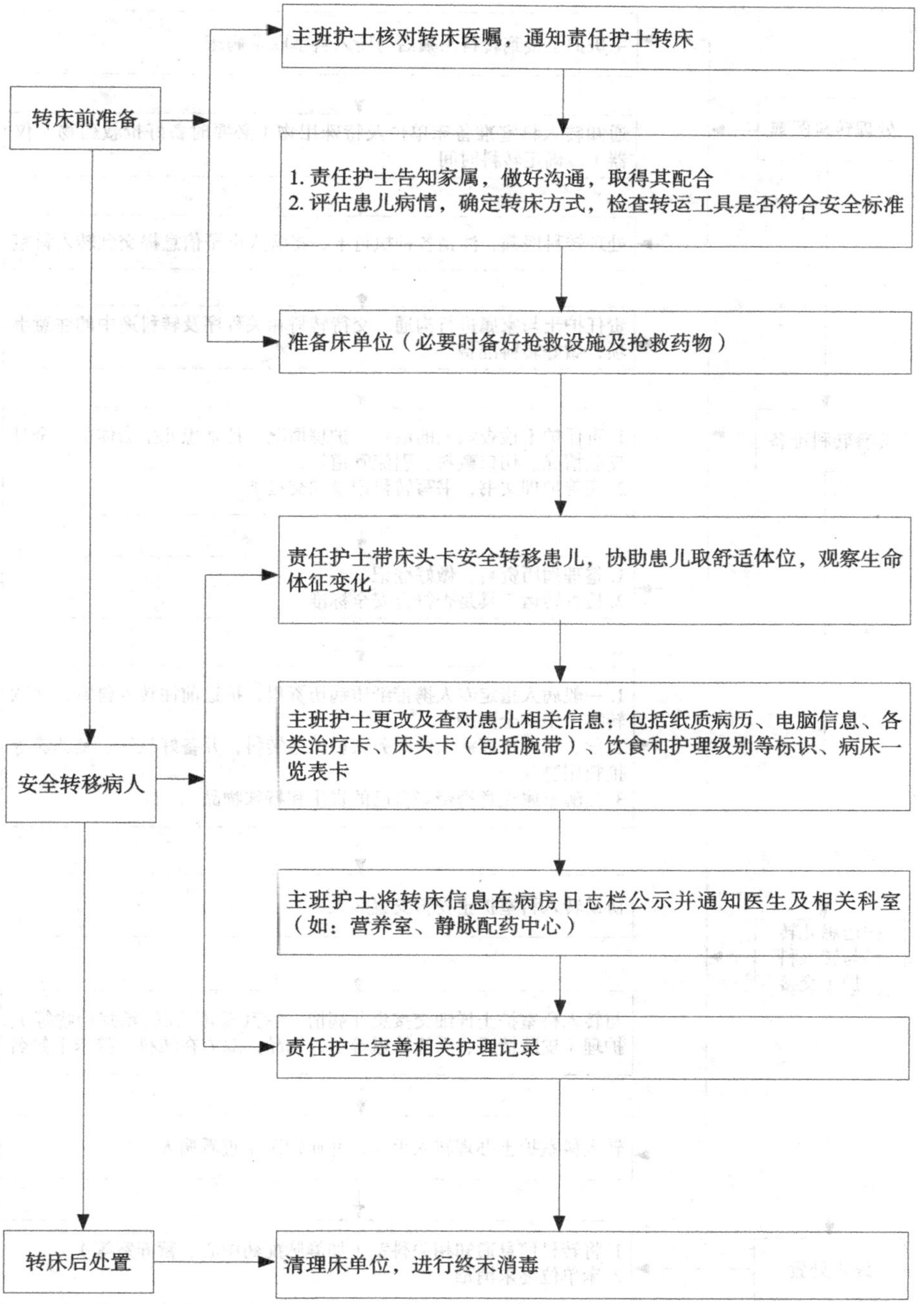
转床前准备
主班护士核对转床医嘱，通知责任护士转床
1. 责任护士告知家属，做好沟通，取得其配合
2. 评估患儿病情，确定转床方式，检查转运工具是否符合安全标准
准备床单位（必要时备好抢救设施及抢救药物）
安全转移病人
责任护士带床头卡安全转移患儿，协助患儿取舒适体位，观察生命体征变化
主班护士更改及查对患儿相关信息：包括纸质病历、电脑信息、各类治疗卡、床头卡（包括腕带）、饮食和护理级别等标识、病床一览表卡
主班护士将转床信息在病房日志栏公示并通知医生及相关科室（如：营养室、静脉配药中心）
责任护士完善相关护理记录
转床后处置
清理床单位，进行终末消毒

5. 病人转科工作流程

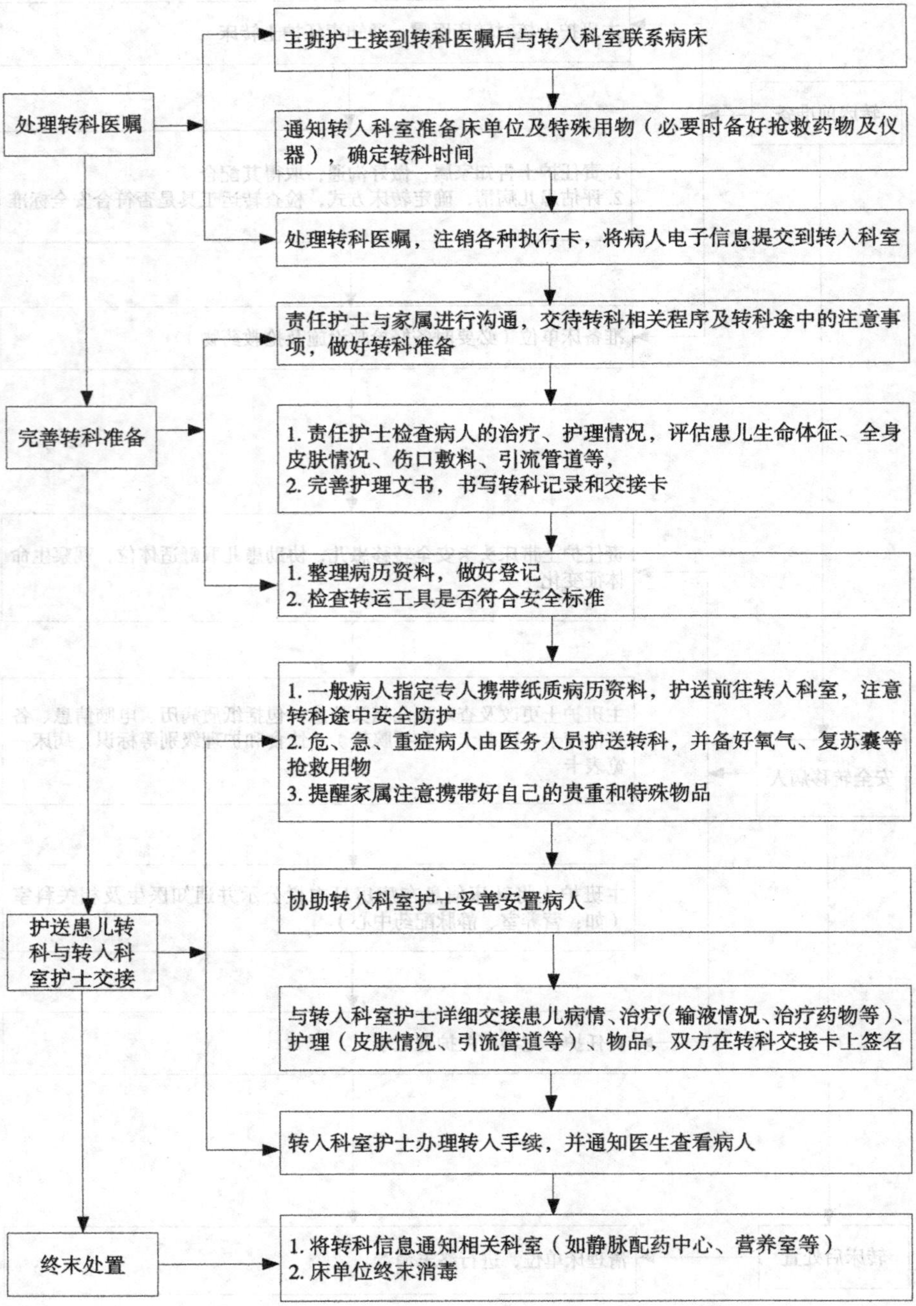
处理转科医嘱
主班护士接到转科医嘱后与转入科室联系病床
通知转入科室准备床单位及特殊用物（必要时备好抢救药物及仪器），确定转科时间
处理转科医嘱，注销各种执行卡，将病人电子信息提交到转入科室
完善转科准备
责任护士与家属进行沟通，交待转科相关程序及转科途中的注意事项，做好转科准备
1. 责任护士检查病人的治疗、护理情况，评估患儿生命体征、全身皮肤情况、伤口敷料、引流管道等，
2. 完善护理文书，书写转科记录和交接卡
1. 整理病历资料，做好登记
2. 检查转运工具是否符合安全标准
护送患儿转科与转入科室护士交接
1. 一般病人指定专人携带纸质病历资料，护送前往转入科室，注意转科途中安全防护
2. 危、急、重症病人由医务人员护送转科，并备好氧气、复苏囊等抢救用物
3. 提醒家属注意携带好自己的贵重和特殊物品
协助转入科室护士妥善安置病人
与转入科室护士详细交接患儿病情、治疗（输液情况、治疗药物等）、护理（皮肤情况、引流管道等）、物品，双方在转科交接卡上签名
转入科室护士办理转入手续，并通知医生查看病人
终末处置
1. 将转科信息通知相关科室（如静脉配药中心、营养室等）
2. 床单位终末消毒

6. 病人转院工作流程

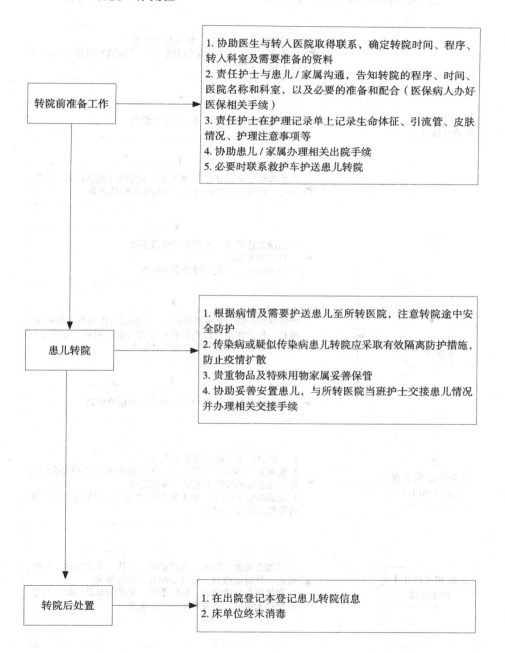

转院前准备工作

1. 协助医生与转入医院取得联系，确定转院时间、程序、转入科室及需要准备的资料
2. 责任护士与患儿／家属沟通，告知转院的程序、时间、医院名称和科室，以及必要的准备和配合（医保病人办好医保相关手续）
3. 责任护士在护理记录单上记录生命体征、引流管、皮肤情况、护理注意事项等
4. 协助患儿／家属办理相关出院手续
5. 必要时联系救护车护送患儿转院

↓

患儿转院

1. 根据病情及需要护送患儿至所转医院，注意转院途中安全防护
2. 传染病或疑似传染病患儿转院应采取有效隔离防护措施，防止疫情扩散
3. 贵重物品及特殊用物家属妥善保管
4. 协助妥善安置患儿，与所转医院当班护士交接患儿情况并办理相关交接手续

↓

转院后处置

1. 在出院登记本登记患儿转院信息
2. 床单位终末消毒

7. 急诊科与病房（PICU）交接流程

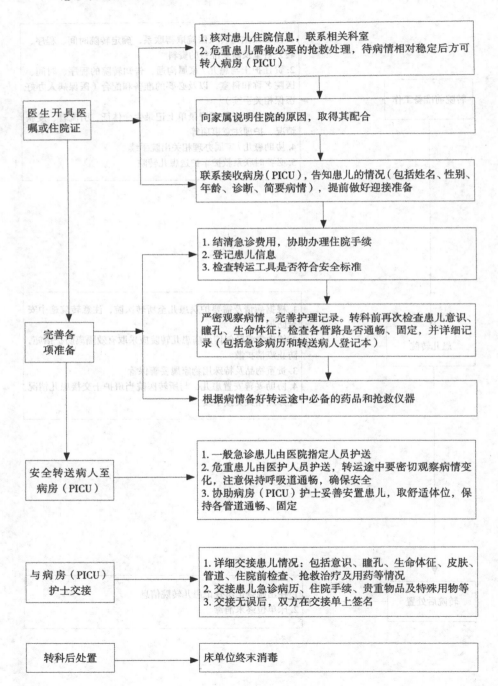

医生开具医嘱或住院证

1. 核对患儿住院信息，联系相关科室
2. 危重患儿需做必要的抢救处理，待病情相对稳定后方可转入病房（PICU）

↓

向家属说明住院的原因，取得其配合

↓

联系接收病房（PICU），告知患儿的情况（包括姓名、性别、年龄、诊断、简要病情），提前做好迎接准备

↓

完善各项准备

1. 结清急诊费用，协助办理住院手续
2. 登记患儿信息
3. 检查转运工具是否符合安全标准

↓

严密观察病情，完善护理记录。转科前再次检查患儿意识、瞳孔、生命体征；检查各管路是否通畅、固定，并详细记录（包括急诊病历和转送病人登记本）

↓

根据病情备好转运途中必备的药品和抢救仪器

↓

安全转送病人至病房（PICU）

1. 一般急诊患儿由医院指定人员护送
2. 危重患儿由医护人员护送，转运途中要密切观察病情变化，注意保持呼吸道通畅，确保安全
3. 协助病房（PICU）护士妥善安置患儿，取舒适体位，保持各管道通畅、固定

与病房（PICU）护士交接

1. 详细交接患儿情况：包括意识、瞳孔、生命体征、皮肤、管道、住院前检查、抢救治疗及用药等情况
2. 交接患儿急诊病历、住院手续、贵重物品及特殊用物等
3. 交接无误后，双方在交接单上签名

转科后处置

床单位终末消毒

8.PICU 与手术室交接流程

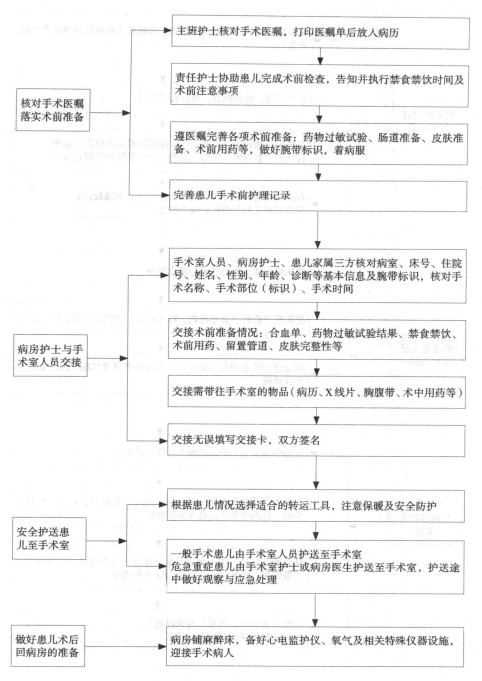

核对手术医嘱落实术前准备

- 主班护士核对手术医嘱，打印医嘱单后放入病历
- ↓ 责任护士协助患儿完成术前检查，告知并执行禁食禁饮时间及术前注意事项
- ↓ 遵医嘱完善各项术前准备：药物过敏试验、肠道准备、皮肤准备、术前用药等，做好腕带标识，着病服
- ↓ 完善患儿手术前护理记录

↓

病房护士与手术室人员交接

- 手术室人员、病房护士、患儿家属三方核对病室、床号、住院号、姓名、性别、年龄、诊断等基本信息及腕带标识，核对手术名称、手术部位（标识）、手术时间
- ↓ 交接术前准备情况：合血单、药物过敏试验结果、禁食禁饮、术前用药、留置管道、皮肤完整性等
- ↓ 交接需带往手术室的物品（病历、X 线片、胸腹带、术中用药等）
- ↓ 交接无误填写交接卡，双方签名

↓

安全护送患儿至手术室

- 根据患儿情况选择适合的转运工具，注意保暖及安全防护
- ↓ 一般手术患儿由手术室人员护送至手术室
  危急重症患儿由手术室护士或病房医生护送至手术室，护送途中做好观察与应急处理

↓

做好患儿术后回病房的准备

- 病房铺麻醉床，备好心电监护仪、氧气及相关特殊仪器设施，迎接手术病人

9.PICU与病房交接流程

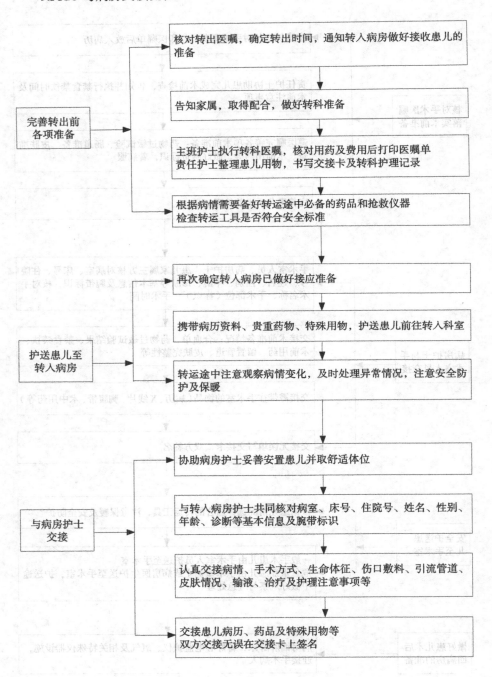

完善转出前各项准备

- 核对转出医嘱，确定转出时间，通知转入病房做好接收患儿的准备
- 告知家属，取得配合，做好转科准备
- 主班护士执行转科医嘱，核对用药及费用后打印医嘱单
责任护士整理患儿用物，书写交接卡及转科护理记录
- 根据病情需要备好转运途中必备的药品和抢救仪器
检查转运工具是否符合安全标准

护送患儿至转入病房

- 再次确定转入病房已做好接应准备
- 携带病历资料、贵重药物、特殊用物，护送患儿前往转入科室
- 转运途中注意观察病情变化，及时处理异常情况，注意安全防护及保暖

与病房护士交接

- 协助病房护士妥善安置患儿并取舒适体位
- 与转入病房护士共同核对病室、床号、住院号、姓名、性别、年龄、诊断等基本信息及腕带标识
- 认真交接病情、手术方式、生命体征、伤口敷料、引流管道、皮肤情况、输液、治疗及护理注意事项等
- 交接患儿病历、药品及特殊用物等
双方交接无误在交接卡上签名

10. 手术室与病房（ICU）交接流程

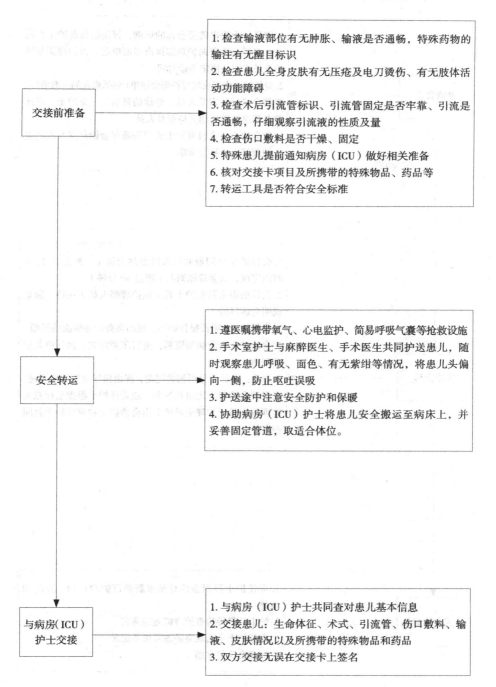

交接前准备 →

1. 检查输液部位有无肿胀、输液是否通畅，特殊药物的输注有无醒目标识
2. 检查患儿全身皮肤有无压疮及电刀烫伤、有无肢体活动功能障碍
3. 检查术后引流管标识、引流管固定是否牢靠、引流是否通畅，仔细观察引流液的性质及量
4. 检查伤口敷料是否干燥、固定
5. 特殊患儿提前通知病房（ICU）做好相关准备
6. 核对交接卡项目及所携带的特殊物品、药品等
7. 转运工具是否符合安全标准

↓

安全转运 →

1. 遵医嘱携带氧气、心电监护、简易呼吸气囊等抢救设施
2. 手术室护士与麻醉医生、手术医生共同护送患儿，随时观察患儿呼吸、面色、有无紫绀等情况，将患儿头偏向一侧，防止呕吐误吸
3. 护送途中注意安全防护和保暖
4. 协助病房（ICU）护士将患儿安全搬运至病床上，并妥善固定管道，取适合体位。

↓

与病房（ICU）护士交接 →

1. 与病房（ICU）护士共同查对患儿基本信息
2. 交接患儿：生命体征、术式、引流管、伤口敷料、输液、皮肤情况以及所携带的特殊物品和药品
3. 双方交接无误在交接卡上签名

11. 护理会诊流程

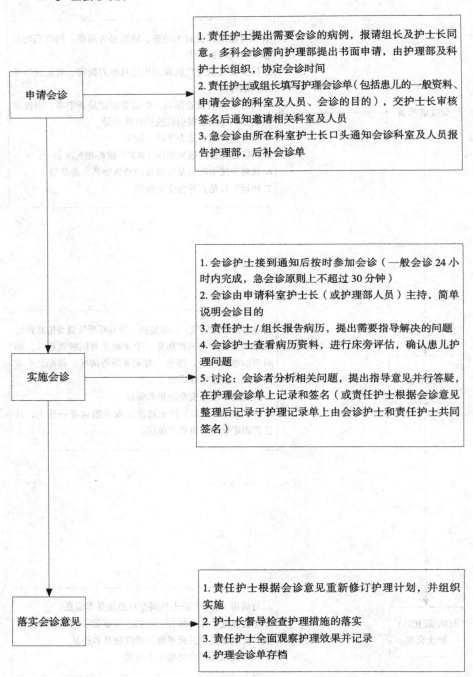

申请会诊

1. 责任护士提出需要会诊的病例，报请组长及护士长同意。多科会诊需向护理部提出书面申请，由护理部及科护士长组织，协定会诊时间
2. 责任护士或组长填写护理会诊单（包括患儿的一般资料、申请会诊的科室及人员、会诊的目的），交护士长审核签名后通知邀请相关科室及人员
3. 急会诊由所在科室护士长口头通知会诊科室及人员报告护理部，后补会诊单

实施会诊

1. 会诊护士接到通知后按时参加会诊（一般会诊 24 小时内完成，急会诊原则上不超过 30 分钟）
2. 会诊由申请科室护士长（或护理部人员）主持，简单说明会诊目的
3. 责任护士 / 组长报告病历，提出需要指导解决的问题
4. 会诊护士查看病历资料，进行床旁评估，确认患儿护理问题
5. 讨论：会诊者分析相关问题，提出指导意见并行答疑，在护理会诊单上记录和签名（或责任护士根据会诊意见整理后记录于护理记录单上由会诊护士和责任护士共同签名）

落实会诊意见

1. 责任护士根据会诊意见重新修订护理计划，并组织实施
2. 护士长督导检查护理措施的落实
3. 责任护士全面观察护理效果并记录
4. 护理会诊单存档

12. 护理不良事件报告处理流程

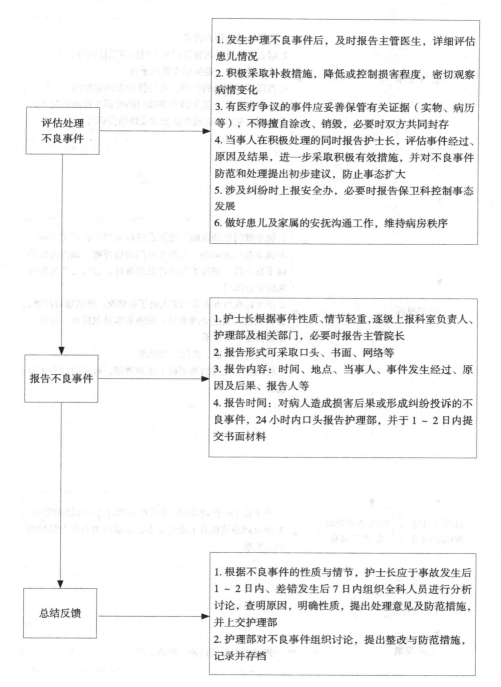

评估处理不良事件 →

1. 发生护理不良事件后，及时报告主管医生，详细评估患儿情况
2. 积极采取补救措施，降低或控制损害程度，密切观察病情变化
3. 有医疗争议的事件应妥善保管有关证据（实物、病历等），不得擅自涂改、销毁，必要时双方共同封存
4. 当事人在积极处理的同时报告护士长，评估事件经过、原因及结果，进一步采取积极有效措施，并对不良事件防范和处理提出初步建议，防止事态扩大
5. 涉及纠纷时上报安全办，必要时报告保卫科控制事态发展
6. 做好患儿及家属的安抚沟通工作，维持病房秩序

↓

报告不良事件 →

1. 护士长根据事件性质、情节轻重，逐级上报科室负责人、护理部及相关部门，必要时报告主管院长
2. 报告形式可采取口头、书面、网络等
3. 报告内容：时间、地点、当事人、事件发生经过、原因及后果、报告人等
4. 报告时间：对病人造成损害后果或形成纠纷投诉的不良事件，24 小时内口头报告护理部，并于 1 ~ 2 日内提交书面材料

↓

总结反馈 →

1. 根据不良事件的性质与情节，护士长应于事故发生后 1 ~ 2 日内、差错发生后 7 日内组织全科人员进行分析讨论，查明原因，明确性质，提出处理意见及防范措施，并上交护理部
2. 护理部对不良事件组织讨论，提出整改与防范措施，记录并存档

13. 护理投诉处理流程

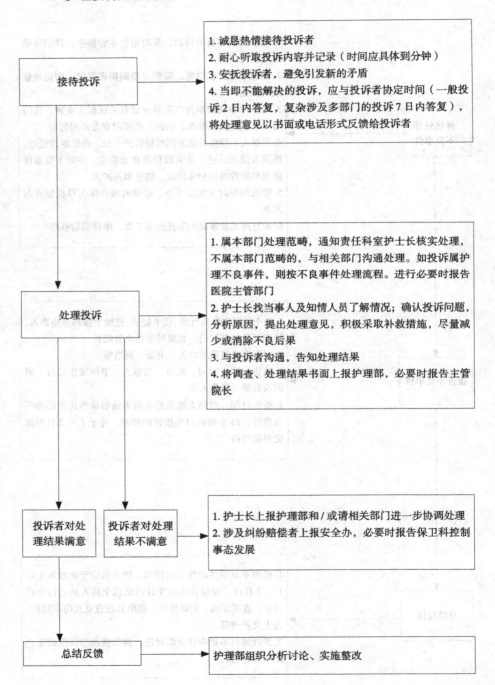

接待投诉 →

1. 诚恳热情接待投诉者
2. 耐心听取投诉内容并记录（时间应具体到分钟）
3. 安抚投诉者，避免引发新的矛盾
4. 当即不能解决的投诉，应与投诉者协定时间（一般投诉 2 日内答复，复杂涉及多部门的投诉 7 日内答复），将处理意见以书面或电话形式反馈给投诉者

↓

处理投诉 →

1. 属本部门处理范畴，通知责任科室护士长核实处理，不属本部门范畴的，与相关部门沟通处理。如投诉属护理不良事件，则按不良事件处理流程。进行必要时报告医院主管部门
2. 护士长找当事人及知情人员了解情况；确认投诉问题，分析原因，提出处理意见，积极采取补救措施，尽量减少或消除不良后果
3. 与投诉者沟通，告知处理结果
4. 将调查、处理结果书面上报护理部，必要时报告主管院长

↓

投诉者对处理结果满意 ｜ **投诉者对处理结果不满意** →

1. 护士长上报护理部和 / 或请相关部门进一步协调处理
2. 涉及纠纷赔偿者上报安全办，必要时报告保卫科控制事态发展

↓

总结反馈 → 护理部组织分析讨论、实施整改

二、PICU 诊疗护理常规

（一）PICU 患儿转入转出标准

1.PICU 患儿转入标准：凡是病情危重、需要抢救和严密监护的病人。

转入指征：

（1）呼吸系统：严重的、有可能威胁病人生命的呼吸道疾患。包括但并不限于下列状况：1）不论什么原因，气管内插管病儿或有可能需要急诊气管内插管及机械通气的病人；2）急性进行性上、下气道及肺部疾病，可能进展为呼吸衰竭和（或）完全性气道梗阻的严重疾病；3）不论病因，吸入氧浓度大于 50%；4）气管切开术后，伴或不伴机械通气；5）危及上、下气道的急性气压伤；6）需要频繁或持续吸入或雾化给药的病人。

（2）心血管系统：严重的、有可能威胁生命的、或者状况不稳定的心血管疾病。包括但并不限于下列状况：1）休克；2）心肺复苏后，如溺水复苏后；3）威胁生命的心律失常；4）不稳定的充血性心力衰竭，伴或不伴机械通气；5）充血性心力衰竭伴心肺状况不稳定；6）高危的心血管及胸内操作后；7）需要监护动脉、中心静脉及肺动脉压的；8）需装临时起搏器的。

（3）神经系统：急性的、有可能威胁生命的、或者状况不稳定的神经系统疾患。包括但并不限于下列状况：1）惊厥，对治疗无反应或需持续滴注抗惊厥药；2）急性或严重的感觉异常，这种异常是由于可能的或者无法预知的神经学改变所引起；3）潜在的危及气道的昏迷；4）神经外科术后需要进行侵入性监护及密切观察的；5）急性脊髓、脑膜或脑的炎症或感染，伴有精神萎靡、代谢及某些激素分泌异常、呼吸或血液动力学改变或有颅内压增高的可能；6）头颅外伤伴颅内压增高；7）神经外科手术前状况恶化；8）进行性神经肌肉功能障碍，伴或不伴有需心电监护或呼吸支持的感觉异常；9）脊髓压迫或临近压迫；10）放置脑室外引流装置。

（4）血液 / 肿瘤：具有威胁生命的或不稳定的血液或肿瘤性疾病，或有活动性的大出血病人。包括但并不限于下列状况：1）换血；2）血浆分离置换术或白细胞分离置换术，伴临床状况不稳定；3）严重凝血病；4）严重贫血引起血液动力学或呼吸障碍；5）镰刀性贫血危象的严重并发症，如神经精神改变、急性胸腔综合征（acute chest syndrome），或再生障碍性贫血伴血液动力学改变；

6）预期化疗时有肿瘤溶解综合征的病人；7）肿瘤或肿块压迫或即将压迫大血管、器官或气道。

（5）内分泌 / 代谢：具有威胁生命的或不稳定的内分泌或代谢性疾病。包括但并不限于下列状况：1）严重的糖尿病酮症酸中毒，其治疗已超出普通病房指南；2）其他严重的电解质紊乱，如高钾血症，需要心脏监护及紧急干预的；严重低钠血症或高钠血症；低钙血症或高钙血症；3）低血糖症或高血糖症需要加强监护的；4）严重代谢性酸中毒需要输注碳酸氢钠、加强监护或综合干预的；5）需综合干预以维持液体平衡的；6）先天代谢性缺陷伴急剧恶化需呼吸支持、紧急透析、血液输注、颅内高压管理或强心。

（6）胃肠系统：具有威胁生命或状况不稳的胃肠系统疾病。包括但并不限于下列状况：1）急性严重性胃肠出血导致血液动力学及呼吸状况不稳定的；2）急诊内镜取异物术后；3）急性肝衰竭导致昏迷、血液动力学及呼吸状况不稳定的。

（7）外科：外科术后需要严密监护及进一步干预的病人。包括但并不限于下列状况：1）心血管外科术后病人；2）胸腔外科术后病人；3）神经外科操作术后病人；4）耳鼻喉外科术后病人；5）颅面外科术后病人；6）整形外科及脊柱外科术后病人；7）普通外科伴血液动力学及呼吸状况不稳定病人；8）器官移植术后病人；9）多发性外伤伴或不伴有心血管状况不稳定病人；10）大量失血，无论术中还是术后病人。

（8）肾脏：具有威胁生命或状况不稳的肾脏疾病。包括但并不限于下列状况：1）肾功能衰竭；2）需要急性血液透析、腹膜透析及其他持续肾脏替代治疗的；3）急性横纹肌溶解伴肾功能不全。

（9）多系统及其他具有威胁生命或状况不稳定的多系统疾病。包括但并不限于下列状况：1）服毒及药物过量伴潜在的多器官系统功能代偿不全；2）器官功能障碍综合征（MODS/MODF）；3）可疑的或明确的恶性高热；4）电击伤或其他的室内或环境损伤（如雷电伤）；5）烧伤面积＞10%。

2.PICU 患儿转出标准：PICU 医师必须每天评估病人的病情，确定病人适合转出 PICU，病人达到转出标准时应及时将病人转到相应专科。

转出指征：

（1）血液动力学参数稳定。

（2）呼吸状况稳定，病人拔管后动脉血气持续正常，气道开放。

（3）最低的吸氧需求符合普通病房的规则。

（4）不需要静脉应用正性肌力（强心）药，血管扩张剂，及抗心律失常药；或在其他方面状况都很稳定的病人，可以在指定的病房中安全地、小剂量地应用这些药品。心律失常得到控制。

（5）不需要颅内监测设备。

（6）惊厥已得到控制，神经精神状况稳定。

（7）已移去全部血液动力学监测导管。

（8）慢性机械通气病人其危重病程已逆转或痊愈，其他方面稳定，可以转到指定病房进行慢性机械通气的常规管理。可能的话，可以出院回家。

（9）已脱离危险且普通病房能接受的常规血透或腹膜透析。

（10）人工气道良好，毋须额外吸引的病人。

（11）经过健康工作者与病人家属的仔细评估，得出结论：病人留在 PICU 已无任何益处，或者其治疗在医学上徒劳无益。不愿意继续接受重症监护治疗的病人，由家属签字，并报伦理委员会同意。

3. 不宜进入 PICU 治疗的情况

（1）目前无救治可能的急性或慢性疾病的终末期病人包括恶性肿瘤晚期及脑死亡者。

（2）各种呼吸道传染病的传染期。

（3）精神病。

（二）PICU 诊疗常规

1. 心肺复苏操作规程

（1）心跳呼吸停止的判定

突然昏迷，瞳孔扩大，大动脉（颈、股动脉）搏动消失，心音消失或心动过缓（心音消失或年长患儿心率＜60 次 / 分，新生儿＜80 次 / 分，初生新生儿＜100 次 / 分，均需施行心脏按压），呼吸停止或严重的呼吸困难，或室颤。凡患儿突然昏迷，伴有大动脉搏动或心音消失即可确诊。对可疑病例应先进行复苏，以免延误抢救时机。

（2）方法与步骤（C、A、B、D、E、F、G）

C——人工循环（circulation）：胸外心脏按压方法为病儿仰卧于硬板上，以保证按压效果。对年长患儿常用双掌法。施救者将手掌重叠置于胸骨中下 1/3 交界处，肘关节伸直，借体重、肩臂之力垂直向脊柱方向按压，使胸骨下陷 3～4cm。下压与放松时间相等，或下压时间占按压周期的 60%。按压时手指不可触及胸壁，避免压力传至肋骨引起骨折。放松时手掌不应离开肋骨，以免按压点移动。婴儿、新生儿多采用环抱法。心脏按压与人工通气比值均为 30 ： 2。不同年龄胸外心脏按压方法见表 3–1。

表 3–1　不同年龄胸外心脏按压法

年龄	1 岁以内	1～7 岁	7 岁以上
按压部位	乳头连线下一横指下缘处	胸骨中下 1/3 交界处	胸骨中下 1/3 交界处
按压手法	双指按压法	单掌按压法	双手掌按压法
按压深度	1.5 ～ 2 cm	2.5 ～ 3.5 cm	3.5 ～ 5 cm
按压速度	至少 100 ～ 200 次 / 分	80 ～ 100 次 / 分	80 ～ 100 次 / 分

心脏按压有效的证据是：按压时可触及颈动脉、股动脉搏动，扩大的瞳孔缩小，光反射恢复；口唇、甲床颜色好转；肌张力增高或有不自主的运动；自主呼吸出现。

A——通畅气道（airway）：保持头部后仰，使气道平直。为此去掉枕头，伸展头颈，并抬高下颌角使下颌骨向前上移，防止舌根后坠而阻塞气道，也可提下颌达此目的。

B——人工呼吸（breathing）：正压通气是呼吸复苏的基本措施，常与心脏按压同时进行，常用的方法有：

1）口对口人工呼吸法：此方法最为简便、有效，适于现场抢救。操作时，患儿平卧，肩背稍垫高，头后仰保持气道平直。术者位于患儿一侧，用手将下颌向前上方托起，以防舌根后坠阻塞咽部。另一手的拇示指捏紧患儿的鼻孔，口对准患儿口腔将吸入气体吹入直至患儿胸廓抬起，停止吹气，立刻放开鼻孔，此时由于胸廓及肺的弹性回缩，自然出现呼气动作，排除肺内气体。重复以上动作，儿童 18 ～ 20 次 / 分，婴儿 30 ～ 40 次 / 分。

2）复苏囊人工呼吸法：插管与非插管病儿皆可使用。使用时操作者一手固定口罩使之与患儿面部呈密闭状并托举下颌，另一手有节律地挤压、放松气囊，挤压时间不宜过长，应等于或大于呼吸周期的 1/3，以保障肺泡充分扩张。

3）气管内人工呼吸法：通过气管插管或切开开放气道后施行。适用于长期人工呼吸者。

D——药物治疗(drugs)：为促使自主呼吸与心搏恢复，在建立人工呼吸、人工循环的同时，或1～2分钟后，即可应用复苏药物。必须强调不能以药物治疗取代人工呼吸与心脏按压。目的在于提高心、脑灌注压，增加心、脑血流量；减轻酸血症，以利血管活性药物发挥作用，维护脏器功能；提高室颤阈值，为除颤创造条件。

1）氧：复苏时需用100%的氧。扩张的瞳孔缩小为氧合血液灌注适宜的最早征象，继而皮肤和黏膜方转红润。

2）肾上腺素：是目前复苏的首选药物。给药剂量为0.01～0.02mg/kg（1：10000），最大剂量不超过1mg。2～3次无效，可持续静点肾上腺素，速度为20μg/（kg·min），直至心跳恢复，然后减量至0.1～1μg/（kg·min）。

3）碳酸氢钠：一般呼吸心跳停止时立即出现酸中毒，因而纠酸特别重要。碳酸氢钠被认为是CPR的必用药之一，按5%碳酸氢钠5ml/kg，稀释成等张液体快速滴入。

4）阿托品：用于治疗心动过缓、Ⅱ度房室传导阻滞。剂量0.01～0.1mg/kg，静脉注射，5分钟一次，最大剂量1mg。

5）利多卡因：负荷量1mg/kg，维持量20～50μg/（kg·min）。给药途径：静脉、气管内、骨髓。

E——心电图(ECG)。

F——除颤：

1）电极板大小：婴儿4.5cm，儿童8cm。

2）电极板位置：一个电极板放在胸骨右缘锁骨下(或第2肋间处)，另一个电极板放在胸心尖部。

3）能量选择：首次为2～3J（瓦秒）/kg，无效时第二次以后4～5J（瓦秒）/kg，如仍无效(室颤或无脉搏的室速)，可静脉注入肾上腺素、利多卡因后再除颤。除颤5次以上考虑停止。

G——记录：良好的记录包括详细、准确记录患儿的临床表现、实验室检查结果、呼吸心跳停止与恢复时间、抢救措施以及患儿对治疗的反应等。

（3）停止心肺复苏的指征由主治医师以上作出决定。经积极抢救30分钟，患儿仍深昏迷，心电图仍显示无心肌电活动，瞳孔扩大、固定、无自主呼吸，往往提示脑细胞不可逆性损伤，继续复苏成功机会甚小。

（4）心肺复苏后的处理

1）维持有效的循环：纠正低血压，纠正心律紊乱。心跳恢复后心血管支持的重点是正性肌力药物，酌情给予白蛋白、血浆或低分子右旋糖酐。其药物名称及用法见表3–2。

表3–2 药物名称及用法

药物	剂量范围 μg/（kg·min）	配制	速度
肾上腺素	0.05 ~ 2.0	体重/kg×0.3mg加入50ml液体中	1ml/h＝0.1μg/（kg·min）
多巴胺	2 ~ 20	体重/kg×3mg加入50ml液体中	1ml/h＝1μg/（kg·min）
多巴酚丁胺	2 ~ 20	体重/kg×3mg加入50ml液体中	1ml/h＝1μg/（kg·min）
利多卡因	20 ~ 50	体重/kg×30mg加入50ml液体中	1ml/h＝10μg/（kg·min）

2）维持呼吸功能：应用机械通气，保持pH、PaO_2、$PaCO_2$在正常范围，同时防治肺部感染。

3）积极脑复苏：减轻或消除继发的脑低灌注状态，保证脑细胞有充分的氧和能量供应，促进脑细胞膜功能及早恢复。为脑组织创造低温、低压的颅内环境，防止脑水肿和颅高压。降低脑细胞代谢率以终止病理过程，包括降温、镇静及止惊等。消除可能损害脑细胞的生化代谢因素。维持水、电解质的平衡。脱水疗法：20%甘露醇0.25 ~ 0.5g/kg，q4 ~ 6h，iv。激素：地塞米松0.5 ~ 1mg/（kg·次），q12h，iv。过度通气：维持$PaCO_2$25 ~ 30mmHg，pH 7.45 ~ 7.50，$PaO_2$100mmHg。头部低温：34 ~ 35℃。

4）监测：每小时观察和记录神志和瞳孔的变化，每日行Glasgow评分。持续心电图、血压、经皮氧饱和度、体温监测。血气、血电解质和血糖，每6小时1次。需呼吸和循环支持的病人按呼吸衰竭和感染性休克常规监测。纠正水电解质紊乱和酸碱失调。

5）改善细胞代谢能量合剂。氧自由基清除剂：维生素E、中药等。巴比妥类药物：鲁米那5mg/（kg·d），q12h，po或iv。

2.ICU脓毒性休克诊疗方案

（1）诊断标准脓毒症＋循环功能障碍

1）代偿期（早期）符合下6项中之3项：

①意识改变：烦躁不安或萎靡，表情淡漠，意识模糊，昏迷惊厥；

②皮肤改变：面色苍灰，唇周指趾紫绀，皮肤花纹，四肢凉（暖休克者可有面色潮红，四肢温暖，皮肤干燥）；

③心率脉搏：外周动脉搏动细弱，心率、脉搏增快；

④毛细血管再充盈时间＞3秒；

⑤尿量减少＜1ml/（kg·h）；

⑥中心与外周温差＞3℃。

2）失代偿期：（晚期）符合其中一项即可：

①代谢性酸中毒或动脉血乳酸增加，同时有休克代偿期表现。

②血压下降：收缩压＜该年龄第5百分位或＜该年龄组正常值2个标准差。

（2）治疗方案

1）扩容：每组用生理盐水20ml/kg，0.5～1h输入，最多可使用3组。

2）继续输液：胶体液＋低右＋1/2～2/3张晶体液5～10ml/（kg·h）静滴6～8h。

3）维持输液：根据情况纠酸＋1/3～1/2张晶体液4～5/（kg·h）静滴。

4）小剂量糖皮质激素：琥珀酸氢化可的松或甲基强的松龙第1天2mg/（kg·d）bid静滴，第2～7天2mg/（kg·d）qd静滴，7天后改强的松1mg/（kg·d）口服，逐渐减量至停药。

5）抗感染。

6）监测凝血功能，及时抗凝治疗，DIC前期肝素0.25mg/（kg·次）Q6h静推，高凝期1mg/（kg·次）Q6h静推，低凝期肝素0.5mg/（kg·次）Q6h静推＋血浆，纤溶亢进期停用肝素或肝素0.25mg/（kg·次）Q6h＋血浆＋EACA。

3.DIC诊断标准

（1）DIC的诊断标准（1987年全国首届血栓止血会议）

1）存在易引起DIC的有关基础病：如严重感染、肿瘤等。

2）下列二项以上的临床表现：

①多发性出血倾向；

②不易用原发病解释的微循环衰竭或休克；

③多发性微血管栓塞的症状和体征，如皮肤、皮下、黏膜栓塞坏死及早期出现肾、肺、脑等脏器功能不全；

④抗凝治疗有效。

（2）实验室检查下列 3 项以上异常可考虑 DIC

1）Pt < 100×10^9/L 或进行性降低（肝病时 Pt < 50×10^9/L）；

2）纤维蛋白原< 1.5g/L（肝病时< 1g/L）或进行性减少或高于 4g/L；

3）3P 试验阳性或 FDP > 20mg/L（肝病时 60mg/L）；

4）PT 缩短或延长> 3 秒，或呈动态性变化；或 KPTT 缩短，或延长> 10 秒；

5）优球蛋白溶解时间缩短（< 70 分钟）或血浆素原减少；

6）疑难：特殊病例应有下列 1 项以上异常：

① VII：C 减少，VIIIR；Ag 增多；VIII：C/VIIIR：Ag 比率降低；

② ATIII 会含量及活性降低；

③血浆中—TG 或 TXA_2 增高；

④ FPA 增多，DIC 时 13—346 μg/L 或纤维蛋白转换率增速；

⑤血栓试验阳性。

4. 急性呼吸衰竭诊疗常规

（1）诊断

1）存在引起呼衰的原发病。如：中枢神经系统感染、周围神经疾病、胸部、呼吸道、肺部病变或肿瘤等。

2）血气诊断标准：$PaO_2 \leqslant 50$mmHg 或 / 和 $PaCO_2 \geqslant 50$mmHg。

3）呼吸衰竭的临床表现。

（2）呼吸功能评价

1）$PetCO_2$（呼气末 CO_2 分压）：正常与 $PaCO_2$ 相差< 10mmHg，有通气功能障碍时> 10mmHg。

2）V_D/V_T（死腔 / 潮气量）：即（$PaCO_2$—$PetCO_2$）/ $PaCO_2$。正常值：早产儿 0.5；新生儿 0.4；1 ~ 5 岁 0.35；儿童 0.33；成人 0.2 ~ 0.35。

3）呼吸衰竭指数（PaO_2/FiO_2）：正常值 400 ~ 500，呼衰时< 300，若< 150 需机械通气。

$$\text{OI 指数} = \frac{\text{氧浓度} \times \text{平气道压} \times 100}{\text{氧分压}}$$，OI > 20，提示死亡率约为 50%。

（3）治疗

1）气道管理：变换体位 Q2h，保持头稍后仰位，温湿化给氧，雾化拍背吸痰，保持呼吸道通畅。

2）氧疗：酌情给氧，鼻导管、头罩、CPAP。

3）液体疗法：液体量：60 ～ 90ml/（kg·d）。

4）维持电解质平衡：若血钠＜ 130mmol/L，且有细胞外液减少，应予纠正。可按下列公式计算：所需补钠 mEq 的数＝（130 －病人血钠）×0.6×kg。40ml/kg（3%NaCl，12ml/kg）提高血钠 10mEq/L，可分 2 ～ 3 次给予。

5）纠正酸中毒：PH ＜ 7.25 可用碱性液。一般用 5%$NaHCO_3$：2 ～ 3mmol/L（3 ～ 5ml）/（kg·d）。先用半量。注意：

①混酸及代酸病人，如仅给碱性液而未注意改善通气，可使 PCO_2 升高。

②纠酸勿矫枉过正。

③过量 $NaHCO_3$ 可致：代碱后氧离曲线左移，加重组织缺氧；高碳酸血症，心脏负担加重；加重脑水肿、肺水肿呼吸更受抑制。

6）改善心脏功能：西地兰、地高辛、多巴酚丁胺等强心剂，利尿剂减轻心脏负荷，酚妥拉明、654–2 等减轻心脏后负荷，能量合剂、FDP 等保证心肌能量供应，甘露醇 0.25 ～ 0.5g/kg/ 次、每日 3 ～ 4 次降颅压、控制脑水肿，营养代谢支持。

7）病因治疗：选用合适的抗生素。

8）机械通气或其他呼吸支持。

5. 重症哮喘诊疗常规

（1）哮喘临床评分（详见表 3–3）

表 3–3　哮喘临床评分

项目	0 分	1 分	2 分
青 紫	无	吸空气有	吸 40%O_2 仍有
PaO_2（mmHg）	70 ～ 100	＜ 70	＜ 70
呼吸音	正常	两侧对称	减弱或无
辅助呼吸机应用	无	中等度应用	极用力
喘鸣音	无	中等度	明显
脑皮质功能	正常	抑制或烦躁不安	昏迷

评分＞ 7 分，$PaCO_2$ ＞ 65mmHg 为气管插管指征。选择容量控制通气方式，以保证吸入潮气量。如患儿处于极度衰竭状态，评分值反而降低，此时亦应及时气管插管，呼吸支持。

（2）机械通气指征

1）严重呼吸困难，呼气时胸廓凹陷。

2）呼吸音几乎不能闻及。

3）呼吸肌疲劳，患儿呈极度衰竭状态。

4）意识障碍，血压改变。

5）$FiO_2 > 60\%$ 仍有严重紫绀。

6）$PaCO_2$ 时进性增高。

（3）抢救措施

解除支气管痉挛：应用氨茶碱持续静脉输入治疗方案，静脉给予激素、喘乐宁雾化吸入。

6. 危重病人应激反应诊疗常规

（1）应激性高血糖治疗常规（详见表 3–4）

表 3–4 应激性高血糖治疗常规

血糖值（mmol/L）	处 理
＜ 6.67	正常，观察
6.67 ~ 10	每输注 G.S. 6 克，加胰岛素 1U 皮下注射
10 ~ 15	每输注 G.S. 6 克，加胰岛素 1U 皮下注射 胰岛素 0.1U/kg 皮下注射，2 小时后测 Bs
＞ 15	限糖 胰岛素 0.1U/kgIV，2 小时后测 Bs →改胰岛素 0.1U/kg 皮下注射 →复查 Bs

（2）应激性溃疡诊疗常规

1）诊断：危重患儿呕吐或胃管内出现咖啡色或血色液体，应考虑有应激性溃疡。

2）处理：1.4%$NaHCO_3$ 100 ~ 200ml 洗胃。

生理盐水 20ml ＋ 西米替丁 10mg/kg 胃内保留。

7. 胃肠外营养常规

（1）适应症

1）至少 24 小时不能给予胃肠营养的危重病人。

2）只能接受部分胃肠营养而不能满足机体基础代谢能量需要的危重病人。

3）中度以上营养不良的患儿。

4）胃肠道疾病不能进食的患儿。

5）大手术或腹腔手术后。

（2）静脉营养制剂（详见表 3–5）

表 3–5 静脉营养制剂

药名	浓度	规格	英文	用量	提供热卡
氨基酸	6%、7.5%、8.5%	250	AA、Vamin	1 ~ 4g/kg/d	1g ＝ 4kcal
脂肪乳剂	10%、20%	250	Introlipid（MCT/LCT）	0.5 ~ 4g/kg/d	1ml ＝ 2kcal
维生素	水乐维他	10	Soluvit N	1ml/kg	
	维他利匹特	10	Vitalipid N	1ml/kg	
微量元素	派达益儿	10	Ped–ed	4ml/kg	
	安达美	10	Addamel	1ml/kg	
葡萄糖	5%、10% 25%、50%				1g ＝ 4kcal
电解质	N. S		1ml 含 0.154mmolNa$^+$		
	10%NaCl		1ml 含 0.1.71mmolNa$^+$	2 ~ 4mmol/kg	
	10%KCl		1ml 含 2mmolK$^+$	2 ~ 4mmol/kg	
	25%$MgSO_4$		1ml 含 1mmolMg^{2+}	0.25 ~ 0.5mmol/kg	
	10%Glu–Ga		1ml 含 9mgCa^{2+}	20 ~ 50mg/（kg·d）	

（3）方法

1）途径：

①外周静脉：葡萄糖的最高浓度是 12.5%。

②中心静脉：葡萄糖的浓度可达 30%。

2）液量：100 ~ 120ml/（kg·d），或 1500 ~ 1700ml/（m^2·d）。

3）热卡：热卡供应应从 60 ~ 80kcal/kg/d 开始逐渐增加，理想的营养液每 ml 应含热卡 1kcal。氮与非蛋白热卡之比为 1 ∶ 150 ~ 200 即 150 ~ 200kcal/1g 氮。（1g 氮≌6.25g 氨基酸）

4）葡萄糖：输注速度一般从 3 ~ 4mg/（kg·min）开始，逐渐增加，最大输注速度 6 ~ 7mg/（kg·min），使用外源性胰岛素时（6 ~ 12g G.S 加胰岛素 1U）可增至 9mg/（kg·min）。

（4）监测

1）严格记录出入水量。

2）每日测量体重、生命体征、尿糖、尿酮、血糖。

3）每周测定血电解质、BuN、Cr、肝功能 1 ~ 3 次。

（5）以 10kg 患儿为例配制静脉营养处方（详见表 3–6）

表 3–6 配制静脉营养处方

ml / 数	I 号	II 号	III 号
N.S	50	100	200
8.5% 氨基酸	75	150	250
20% 脂肪乳剂	50	100	200
水乐维他	10	10	10
维他利匹特	10	10	10
50%G.S	50	100	200
10%G.S			
微量元素			
10%KCl	5	10	20
液体总量	225	450	900
总糖浓度	11.1%	11.1%	11.1%
输液速度	10ml/h	20 ml/h	40ml/h
输糖速度	2mg/（kg·min）	4mg/（kg·min）	mg/（kg·min）
液体张力	1/5 张	1/5 张	1/5 张
热卡（kcal）	217	434	868
氮热比	1 ∶ 200	1 ∶ 200	1 ∶ 200
备注			

（6）合并症及处理

1）高血糖：血糖＞ 300mg/dl（16.5mmol/L），可加用胰岛素（5g 加 1U），或胰岛素 0.1 ~ 0.2U/kg/h。

2）低血糖：血糖＜ 45mg/dl（2.5mmol/L），给 25% ~ 50% 葡萄糖 1 ~ 2ml/kg。

3）高脂血症：血清甘油三酯＞ 2.3mmol/L，患儿可有黄疸、肝脾大、胃肠出血、弥漫性肝浸润等，需减量或停用。

4）电解质紊乱：需根据血电解质调整。

5）感染：需根据培养选用敏感抗生素。

8. 中毒

中毒处理原则

（1）去除毒物

1）口服中毒：催吐、洗胃、导泻及洗肠。

2）皮肤黏膜接触中毒：更换衣服、洗澡（强酸、强碱应先用干布擦拭干净后再冲洗）。

3）吸入中毒：立即脱离有毒环境移至空气新鲜处，有条件者应吸氧。

4）有毒动物蛰咬中毒：在近心端扎止血带，局部用冰敷及予相应的解毒剂。

（2）加速毒物排泄

1）利尿排毒：一般用速尿＋甘露醇，注意保持水电解质平衡，脱水利尿的同时特别注意补钾。

2）透析、换血、高压氧疗法。

（3）解除毒物毒性

1）防止毒物进一步吸收：牛奶、蛋清等。

2）特效解毒剂：如有机磷，予解磷定及氯磷定、阿托品，氟乙酰胺予乙酰胺。

（4）对症支持疗法

1）控制惊厥。

2）抢救呼衰。

3）抗休克。

4）纠正水电解质酸碱平衡及贫血等。

5）治疗和保护重要脏器预防 MOSF。

6）预防和治疗继发感染。

7）营养支持。

8）做好监护工作。

（三）PICU 护理常规

1. 重症监护护理

（1）评估和观察要点

1）评估患儿的病情、意识及合作程度。

2）评估患儿测量部位和全身皮肤情况。

3）评估患儿指（趾）端循环及肢体活动情况。

（2）护理要点

1）监护仪动态监测心率、呼吸、血压、血氧饱和度；极其危重者，30分钟至1小时记录一次；平稳者3～8小时记录一次，并认真做好书面、口头及床头交接班。

2）体温：根据患儿病情选择合适的体温测量方式，4～8小时测量一次，高热与体温不升者1～2小时测量一次。

3）血压：根据病情遵医嘱，休克患儿动态监测血压。

4）神志、瞳孔：休克、颅内感染、中毒患儿2～4小时测量一次。

5）尿量：危重期记24小时尿量；平稳期记小便次数。肾功能衰竭、心力衰竭、休克的患儿记24小时出入水量。腹泻、腹胀、腹痛怀疑肠梗阻患儿观察大便次数、性状、颜色。

6）体重：每周测量1～2次，病情极重、重度营养不良者每天测一次。

7）环境：监护室光线充足、每天开窗通风2次，每次15～30分钟。空气消毒机定时消毒或净化机24小时开启。温度以22～25℃为宜，湿度50%～60%，室内电源、各种仪器、设备、物品定位规范放置，特别是抢救物品、药品。工作人员做到四轻。

8）营养：根据年龄大小、病情轻重及原发病给予流质、半流质、普食或治疗饮食，并了解患儿进食情况，适当调整饮食量及种类。不能进食者常规鼻饲配方奶、匀浆、营养素等并配合静脉高营养。

9）基础护理：落实晨晚间护理，床上擦浴或洗澡Qd，口腔护理Bid，剪指甲，衣被湿或被污染及时更换。不能自主活动或神志不清者每2小时翻身一次，并保持肢体功能位。每日统计大便次数、小便量或24小时出入水量并记录。及时采取血液及留取大小便标本送检。

10）安全护理：各种管道通畅、固定，分别标识注明。对婴幼儿、意识不清、躁动不安的患儿，人离开床边即扣紧床栏。极度躁动者，可应用约束带实施保护性约束。避免坠床、擦伤或自伤的发生。

11）消毒隔离：感染病人与非感染病人分开放置，需隔离的患儿置隔离间；接触每一个病人前后洗手或使用快速手消毒液，食具每餐消毒灭菌。严格落实病室环境消毒隔离措施，出院或死亡进行彻底的终末消毒。

12）心理护理：利用接触患儿的一切机会与患儿亲切谈话、交流，多采用鼓励性语言和播放熟悉的音乐来消除患儿的孤独与恐惧感。同时加强与患儿家属的沟通，积极帮助解决问题和困难，取得信任与合作。

13）健康教育：针对疾病做好相应的健康教育。

（3）指导要点

1）告知患儿测量生命体征的重要性和配合方法，告知家长处理体温计意外损坏后，防止汞中毒的方法。

2）告知患儿不要自行移动或者摘除电极片，皮肤出现瘙痒、疼痛等情况，应及时告知医护人员。

3）告知家长居家自我监测血压的方法，药物的作用和副作用。

4）告知年长患儿影响血氧饱和度监测效果的因素。

5）告知家长无陪管理规定、探视时间、咨询电话及主管医生；与家长联系的要求，联系的方式及号码及住招待所房间号。

（4）注意事项

1）婴幼儿、意识不清、口鼻手术、呼吸困难或不合作者测体温时，禁忌测量口温，测量时护士不能离开；当体温和病情不相符合时重复测温，必要时可同时采取两种不同的测量方式作为对照。

2）测量血压时应在患儿平静时进行，遵循四定的原则：定时间、定体位、定部位、定袖带，避开输液的肢体和偏瘫患侧。

3）放置电极片时，避开心脏听诊区、伤口、疤痕部位，出现异常心电波形时，排除各种干扰和电极脱落，及时通知医生处理。

4）血氧饱和度监测报警低限设置为90%，发现异常及时通知医生；注意更换传感器的位置，以免皮肤受损或血液循环受阻。

2. 机械通气护理

（1）评估和观察要点

1）评估患儿病史、发生时间、起病缓急、诱因、伴随症状、活动情况和用药情况。

2）评估患儿体温、心率、自主呼吸、血压及血氧饱和度、呼出二氧化碳。

3）评估患儿神志、面色、口唇颜色、末梢循环、胃肠、凝血等情况。

4）评估患儿胸廓起伏及肺部呼吸音，呼吸道分泌物的颜色、性质、量，病人对缺氧、吸痰耐受等。

5）评估呼吸机参数及运行情况。

6）评估气管导管的外留长度及固定情况。

（2）护理要点

1）按重症监护护理常规及原发病护理常规。

2）每 2 小时翻身 1 次，保持肢体处于功能位，抬高床头 30 ~ 45°，肩下垫小软枕，保持颈部轻度的仰伸。

3）呼吸道管理：吸痰前后给予 100% 氧气吸入 1 ~ 2 分钟；口鼻腔吸痰 Q1h ~ Q2h，气管内吸痰 Q2h ~ Q6h，或根据患儿的病情按需吸痰，翻身拍背（每侧 3 ~ 5 分钟）后再行气管内吸痰；第一次吸痰时需留取痰培养标本两份，以后每隔 3 ~ 7 天做一次痰培养。

4）保持气管导管通畅、固定：头部沙袋固定，约束好肢体；遵医嘱给予镇静；带气囊的气管导管每 2 ~ 4 小时放气一次，每次 5 ~ 10 分钟；接触导管前后需听诊两肺呼吸音；气管温湿化，加温湿化器内无菌蒸馏水保持 1/2 ~ 2/3 满水平，且每天更换一次；气体温度控制在 35 ~ 37℃之间。

5）皮肤及口腔护理：大小便及时清洁处理；每天擦浴一次，肢体处于功能位，必要时卧气、水垫床；每天清洁口腔 2 ~ 3 次，有感染时局部涂药。

6）营养支持：气管插管前后及拔管前后禁食 4 ~ 6 小时；鼻饲流质饮食如配方奶、匀浆、要素饮食等；配合静脉高营养；记 24 小时出入水量或每天计算热卡。

7）预防感染：接触病人、操作前后洗手，吸痰时严格无菌操作；复苏囊与气管导管脱开、接上时用 75% 酒精消毒两遍，不用时用无菌接头保护；使用一次性吸痰管；呼吸机管道送中心供应室消毒备用；病人安置在单间或与严重感染病人分开放置。

（3）指导要点

1）告知神志清楚的大患儿（如格林巴利综合症患儿）呼吸机是用来救命的，不能随意移动头部及用手拔除气管插管。

2）告知患儿如何正确表达自己的需求（如：伸出大拇指代表需要大便、小指代表需要小便、拇指与小指围成圆形表示口干、伸出食指表示需要变换体位等）。

3）告知家长原发疾病的相关知识和如何避开诱因。

（4）注意事项

1）经常观察呼吸机湿化罐的水位，及时添加无菌蒸馏水，及时清除呼吸机回路积水杯中的冷凝水，防止冷凝水倒流入气道内。

2）拍背时使用振动排痰机或空心掌自外周向肺门适当振动，拍打速度为120～180次/分。

3）观察患儿的自主呼吸强弱，有无人机对抗。锻炼自主呼吸时，防止意外拔管。

4）气管内吸痰时严格无菌操作和手消毒。

5）先吸引口咽部、鼻腔的痰液，最后吸引气管内的痰液。

6）注意患儿的口腔护理和皮肤护理。

3. 重症肺炎护理

（1）评估和观察要点

1）评估患儿病史、发生时间、起病缓急、诱因、伴随症状、活动情况和用药情况。

2）评估患儿呼吸、心率、体温、精神反应、血氧饱和度等变化，观察有无呼衰、心衰的发生。

3）评估患儿有无鼻塞、咳嗽、气促、口唇发绀、吃奶呛咳等表现，注意呼吸道分泌物的颜色、性状及每次痰量变化。

4）评估患儿有无腹胀、呕吐等消化道症状。

5）了解患儿检查结果。

（2）护理要点

1）按儿科重症监护护理常规护理。

2）分区隔离：集中于呼吸道疾病感染区护理。绿脓杆菌、克雷伯杆菌、支原体、衣原体及耐药菌感染者，尽量住单间。

3）能吸吮的患儿按时哺乳，选择合适的奶嘴，喂奶以少量多次为宜，避免过饱，防止溢奶误吸。呼吸大于60次/分，或自行吸吮有呛咳以及鼻塞明显者予鼻饲。

4）保持患儿安静，减少不必要的刺激，维持舒适体位。

5）保持呼吸道通畅，及时清除口鼻分泌物，按医嘱给予超声雾化，拍背吸痰。重症患儿根据病变部位，制定体位引流计划，每 2 小时更换体位一次。进行雾化、拍背吸痰等治疗时，患儿若出现呼吸困难、发绀、呼吸暂停、心动过缓，应及时报告医生，并配合处理。

6）根据病情及血氧监测情况，采用鼻导管、头罩等方式给氧，重症并呼吸衰竭给予呼吸机正压通气，执行机械通气护理常规。

7）正确留取检验标本：新入院患儿，未吸氧之前采血气，吸氧患儿更改吸氧方式时须在原吸氧方式下采血气标本。痰培养标本在使用抗生素之前采集。

8）应用输液泵严格控制输液速度及液体量，以防心力衰竭、肺水肿。

9）遵医嘱应用抗菌药、支气管扩张剂、血管活性药物时，观察药物疗效及不良反应。

10）高热惊厥、心衰、呼衰、中毒性脑病者按相应护理常规护理。

（3）指导要点

1）告知家长预防呼吸道感染的知识。

2）指导家长合理喂养。进食速度宜慢，喂食时将病儿抱起或抬高头部，喂奶后用空心掌轻拍背部驱除胃内空气，置侧卧位，预防呕吐及窒息。

3）告知家长保持患儿安静休息对肺炎康复和防止并发症的重要性，示范拍背和辅助咳嗽排痰的方法。

（4）注意事项

1）气促、发绀者及早给氧，改善低氧血症，按医嘱监测血气，严重者做好气管插管等抢救准备。

2）诊疗护理操作集中进行，尽量缩短操作时间，操作时注意观察患儿精神状态、面色、呼吸，有异常时立即停止操作，给氧或加大氧流量。

3）根据病情抬高床头 30 ~ 45°，取半卧位或侧卧位，臀部垫以支撑物，肩颈部垫一小枕，使头颈部处于轻度仰伸位。

4）做好口腔护理。

4. 吸衰竭护理

（1）评估和观察要点

1）评估患儿病史、发生时间、起病缓急、诱因、伴随症状、活动情况和用药情况。

2）评估患儿神志、面容与表情、口唇、指（趾）端皮肤颜色，呼吸的频率、节律、深浅度，体位、胸部体征、心率、心律。

3）评估血氧饱和度，动脉血气分析、胸部X线检查、CT、肺功能检查。

（2）护理要点

1）按儿科重症监护一般护理常规及原发病护理常规护理。

2）绝对卧床休息，提供安静、整洁、通风良好、温湿度良好的环境。

3）根据病情取半卧位或侧卧位，臀部垫以支撑物，肩颈部垫一小枕，使头颈部处于轻度仰伸位。勤翻身，盖被宜轻薄，衣物宜宽松，不可过紧过多，以免影响呼吸及病情观察。

4）做好口腔护理，每天2次，口唇干燥者涂鱼肝油。

5）保持呼吸道通畅，鼓励年长患儿咳嗽，痰液黏稠时给予雾化吸入，头罩给氧患儿宜采用氧气雾化吸入。必要时拍背吸痰，记录痰液的颜色、性状、量，正确留取痰标本并送检。

6）根据不同的疾病、严重程度、血气结果及患儿的实际情况选择合理的氧疗或机械通气来保证有效给氧。头罩给氧时，应避免氧气直吹患儿。简易或无创CPAP，呼吸机机械通气给氧时，按相应护理常规护理。

7）遵医嘱应用抗菌药物、呼吸兴奋药物、支气管舒张药物、镇静药等，观察药物疗效和副作用。

8）及时处理影响呼吸的因素和减少呼吸肌做功，腹胀时给予肛管排气或胃肠减压。

9）给予高热量、高蛋白、易消化的清淡饮食，鼓励多饮水，呼吸困难不能进食者，予留置胃管，防止吃奶费力及呕吐窒息引起吸入性肺炎，并配合静脉营养。

（3）指导要点

1）指导神志清楚的患儿配合氧疗或机械通气的方法，告知不能随意移动头部及用手抓拔气管导管。护士多与患儿沟通，鼓励患儿说出自身的需求和身体的不适。

2）指导年长患儿做有效的咳嗽训练及呼吸功能训练。

3）告知家长预防上呼吸道感染的知识，避免常见诱因。

（4）注意事项

1）机械通气的患儿根据年龄和体重来选择合适的气管导管，根据病情及个体情况来选择经口或经鼻的插管方式。

2）结合患儿的血气分析来判断缺氧的严重程度，不能单纯从血氧饱和度的高低来判断病情。

3）使用输液泵控制输液量与速度，预防急性肺水肿。输注血管活性药物时，剂量要准确，注意监测血压，随时观察穿刺部位的皮肤，防止渗漏。

4）床头抬高 30 ~ 40°，根据病情采取半卧位或侧卧位，防止患儿溢奶和呕吐，有窒息危险的患儿，备好吸痰用物，做好抢救的准备。

5）做好口腔护理。

5. 心力衰竭护理

（1）评估和观察要点

1）评估患儿病史、发生时间、起病缓急、诱因、伴随症状、活动情况和用药情况。

2）评估患儿精神状况、面容与表情、口唇、指(趾）端皮肤颜色、心率、心律、呼吸、血压、血氧饱和度等。

3）评估患儿尿量及水肿的情况。

4）了解患儿的相关检查结果。

（2）护理要点

1）按儿科重症监护一般护理常规及原发病护理常规护理。

2）绝对卧床休息，提供安静、整洁、通风良好、温湿度良好的环境。

3）保持患儿安静，烦躁不安者遵医嘱给予镇静剂，病情好转逐渐增加活动，根据心功能级别制订休息活动计划，以活动后不出现心慌、气促等症状为限。尽量减少刺激，治疗护理集中进行。

4）婴幼儿取斜坡卧位，臀部垫以支撑物；年长患儿宜取半坐卧位、坐位或伏桌位。

5）做好口腔护理，每天 2 次，口唇干燥者涂鱼肝油或碘甘油。

6）记录 24 小时出入水量，严重患儿每天称体重一次，轻症患儿每周称体重 2 次，以及时发现液体潴留。

7）保持呼吸道通畅，及时清除呼吸道分泌物，保证有效给氧。

8）遵医嘱应用利尿剂、氨茶碱、血管扩张剂、强心剂、糖皮质激素等，观察药物疗效和副作用。使用强心药如洋地黄药物时，最好在动态心电监护下进行，如婴儿心率< 110 次 / 分，幼儿< 100 次 / 分，学龄前儿童< 80 次 / 分，学龄儿童< 70 次 / 分或较前次减少 20 次 / 分，应暂停给药，立即报告医师；静脉推注时，速度应慢，每次推注时间大于 15 分钟，注意心率、心律的变化；并准确填写洋地黄用药观察记录表。注意观察有无恶心、呕吐、心率缓慢、心律不齐等洋地黄毒性反应。

9）患儿发生急性左心衰时，立即给氧，纠正缺氧状态，可在湿化瓶内加 30 ~ 50% 乙醇以降低肺泡泡沫表面张力。

10）给予低盐或无盐、易消化、富含维生素及钾的饮食，限制水分的摄入，少食多餐，避免胃过度充盈。婴幼儿喂哺应缓慢，防呛咳，吸吮困难者必要时鼻饲。

（3）指导要点

1）指导家长识别并避免诱因以及防治方法。

2）告知家长休息对疾病康复的重要性，根据心功能恢复程度，选择合适的活动方式及强度，避免情绪激动的过度活动。

3）告知并教会家长及年长患儿监测脉搏的方法，指导家长用药和家庭护理。

4）告知家长或年长患儿要保持大便通畅，避免用力排便。

（4）注意事项

1）洋地黄类药物，避免与钙剂同时使用。注意补钾，多吃含钾丰富的水果，如香蕉、橙汁等。

2）保证用药剂量准确，静脉用药用 1ML 注射器抽吸，片剂磨碎溶水并与其他药分开服用，喂服或看服到口。

3）准确及时执行医嘱，使用输液泵严格控制输液速度及输液量。应用利尿剂期间观察尿量，并注意有无低血钾及其他电解质紊乱征象。使用血管扩张剂时，要注意药物剂量的准确，尽量避免与其他药物同一管道输入，注意防止药物外渗，密切监测血压，变换体位时动作宜缓慢，防止低血压。

4）急性肺水肿时患儿立即取坐位，两腿下垂，高浓度给氧，配合医师进行紧急抢救。

5）做好口腔护理，操作时，避免拖、拉动作，保护患儿皮肤。

6. 心跳呼吸骤停护理

（1）评估和观察要点

1）评估患儿病史、发生时间和用药情况。

2）评估患儿体温、脉搏、心率、呼吸、血压、血氧饱和度、血气分析结果。

3）评估患儿神志、瞳孔大小与对光反射。

4）评估患儿尿量、颜色、性质。

5）了解患儿相关检查的结果。

（2）护理要点

1）按急诊抢救与儿科重症监护一般护理常规护理，执行原发病护理常规。

2）立即呼叫值班医师及辅助护士。

3）畅通气道（注意保护颈椎）：取平卧位，头偏一侧，肩下稍垫高，用吸引器清除呼吸道分泌物，保持气道通畅，复苏囊加压给氧。同时辅助护士接心电监护仪。医师垫硬板于后背，给予胸外按压。

4）建立两条静脉通道，遵医嘱给予抢救药或液体。准备气管插管用物，配合医师进行气管插管。

5）按医嘱静脉或气管内使用复苏药物。必要时连接呼吸机辅助通气。

6）保持呼吸道通畅，根据患儿情况及血气结果调整给氧方式，保证充分的组织供氧。机械通气者执行机械通气护理常规。

7）遵医嘱及时准确应用降颅压药物、强心药物、血管活性药物、护脑药物，观察副作用及不良反应。

8）严格记录24小时出入水量，维持水、电解质平衡。

9）昏迷、抽搐患儿执行相应护理常规，注意防止并发症发生。备好各种抢救物品、药品、器械。

（3）指导要点

1）告知年长患儿及家长发生心跳呼吸骤停的病因、症状，使其充分了解病情，缓解焦虑情绪。

2）告知家长一旦发生心跳呼吸骤停，现场立即实施心肺复苏术最重要。

（4）注意事项

1）一旦发生心跳呼吸骤停，医护人员必须争分夺秒地进行抢救。

2）复苏有效后，注意监测心、肺、肝、肾、凝血及消化器官的功能，一旦发现异常，应积极地采取针对性的治疗。

3）复苏后注意选择性头部降温，降低基础代谢和脑组织氧消耗，避免皮肤冻伤。尽早进行高压氧治疗，做好高压氧治疗的护理。

4）预防医院感染，积极治疗原发病。

5）做好口腔护理和皮肤护理。

7. 休克护理

（1）评估和观察要点

1）评估患儿病史、发生时间、起病缓急、诱因、伴随症状和用药情况。

2）评估患儿生命体征、血氧饱和度、神志、瞳孔、面色及末梢循环，动态监测血压。

3）评估患儿 24 小时出入量，中心静脉压。

4）评估患儿大便的颜色、皮肤黏膜出血情况。

5）了解患儿相关检查的结果。

（2）护理要点

1）按儿科重症监护一般护理常规机原发病护理常规护理。

2）绝对卧床休息，患儿取中凹卧位（头抬高 10～20°，下肢抬高 20～30°）或头低足高位。保持环境及患儿安静，必要时遵医嘱给予镇静剂。血压稳定前尽量不搬动患儿体位。

3）立即建立两条静脉通路，保证输液通畅，遵医嘱使用输液泵准确快速给予扩容、升压药和血管活性药物。

4）高流量给氧，保持呼吸道通畅，必要时建立人工气道辅助通气，并做好相应护理。

5）遵医嘱采集血气和电解质检查标本送检，维持水电解质酸碱平衡。

6）合理安排输液顺序，一般先输生理盐水、复方氯化钠、右旋糖酐等液体，并做好输血准备。根据病情及 CVP 监测结果调节输液速度，CVP ＜ 5cmH_2O，提示右心充盈不佳或血容量不足，若为血容量不足应遵医嘱及时补充血容量；若 CVP ＞ 15-20 cmH_2O，表示心功能不全，应控制输液速度，预防急性肺水肿的发生。

7）遵医嘱应用抗菌药物、扩容药、升压药、血管活性药物等，观察药物疗效和副作用。

8）不能进食的患儿鼻饲配方奶、匀浆、要素饮食等，并配合静脉营养。

（3）指导要点

1）告知家长休克相关的知识，针对原发病进行指导，避免诱因。

2）告知家长防止意外伤害和避免危险的活动。

3）做好家长的安抚和解释工作，缓解焦虑情绪，以配合抢救。

（4）注意事项

1）输入血管活性药时，密切监测血压，可根据血压调节血管活性药物的浓度，并防止药液外渗。

2）积极治疗原发病，尽快消除休克病因，如止血、包扎固定、镇静、镇痛（有呼吸困难者禁用吗啡）、抗过敏、抗感染等。

3）体温低或末梢循环差者应予保暖，但不宜在体表加温（不宜用热水袋）。高热时应进行物理降温，避免体温骤降，以免虚脱加重休克。

4）加强口腔、皮肤护理。

8. 颅内高压综合症护理

（1）评估和观察要点

1）评估患儿病史、发生时间、起病缓急、诱因、伴随症状、活动情况和用药情况。

2）评估患儿的体温、心率、呼吸、血氧饱和度、血压的变化。

3）评估患儿的前囟张力、意识、瞳孔、肢体的运动情况的变化。

4）评估患儿烦躁不安（阵发性哭闹）或萎靡不振、精神差、嗜睡、头痛、呕吐、肢体抖动、肌无力或软瘫、病理征等与神经系统病变有关的症状和体征。

5）了解患儿检查结果。

（2）护理要点

1）按儿科重症监护一般护理常规护理，执行原发病护理常规。

2）在病情的允许下，抬高床头 15 ~ 30°，以利于脑静脉回流，降低颅内压，预防发生脑疝。

3）根据患儿的体重计算需要的热卡，首选胃肠内营养，并根据患儿的病情留置胃管。

4）做好基础护理：口腔护理：≥ 2 岁的昏迷患儿应用棉球沾口泰或 1.4% $NaHCO_3$ 洗口腔，并且观察口腔黏膜是否完整；皮肤护理：昏迷患儿每两小时翻身一次，必要时用水床，双脚用浴巾垫高避免压疮的发生；眼部护理：昏迷患儿按常规眼部护理，尤其是睁眼昏迷的患儿应常规给予眼药水与眼膏交替用，不用纱布遮盖，避免损伤角膜。

5）机械通气患儿按机械通气护理常规护理。

6）为降低头部体温，减轻脑细胞损伤，每 3 h 更换冰袋或冰帽、或使用冰敷器、降温仪来保持头部低温。高热者按高热护理常规护理。

7）患儿出现抽搐时遵医嘱快速、足量地予以地西泮、苯巴比妥、咪哒唑仑、水合氯醛等镇静药物，在使用止痉药物过程中注意是否发生呼吸及心血管功能抑制，同时保持有效给氧和呼吸道通畅。

8）保持呼吸道通畅：有脑疝危险的和肺出血不能耐受者不宜拍背，必要时一定要用振动排痰机拍背并固定头部。吸痰时应按需吸痰，保持血氧饱和度维持在 90% 以上，避免频繁地刺激呼吸道黏膜导致咳嗽而使颅内压增高。

9）脑室引流的护理：引流瓶挂在高于病人头部 10 ~ 15cm 部位，保持引流管通畅，不能扭曲或折叠。观察滴出脑脊液的颜色及量。注意保持伤口敷料及各衔接处敷料干燥。脑室外引流不宜放过长时间，1 周内应给予处理。病情稳定后可考虑拔管，拔管前应先将引流瓶抬高至 20 ~ 25cm 处，观察 2 日，注意有无颅压增高症状出现，若无不适可夹管 2 日，2 日后正常无不适反应可考虑拔管。

10）遵医嘱应用脱水剂，建立 2 条以上的静脉通道，采用外周静脉或股静脉置管，保证脱水降颅压药物在 15 ~ 30min 内按时静脉推注。

（3）指导要点

1）告知家长原发病的病因、诱发因素及预后，多与家长沟通，了解病儿家长需要，解除家长心理负担。

2）告知家长在日常生活中注意观察患儿有无肢体活动障碍、智力低下等神经系统后遗症，定时到医院复查。

3）指导家长康复训练，定期复诊。

（4）注意事项

1）当患儿瞳孔不等大或对光反应消失等脑疝前驱症状时，宜平卧位；保持患儿处于侧卧位并及时吸出口腔及鼻腔内分泌物，以免痰液、呕吐物等吸入气管造成窒息。

2）胃管做好标识和注明留置时间，每周更换 1 次；每次注入牛奶或匀浆前观察患儿有无胃潴留和应激性溃疡，胃潴量大于医嘱所开量的 1/3 并腹胀明显者，通知医生给予禁食一次，并动态观察。口服给药可通过鼻饲，防止哭闹致颅内压增高、反射性呕吐。

3）避免颅内压骤然增高，避免患儿用力咳嗽，避免用力压迫患儿腹部等。当患儿有尿潴留时给予导尿，有便秘时可用开塞露或低压小量灌肠。

4）肢体的功能锻炼。昏迷的患儿保持肢体处于功能位；对肌无力的患儿定期按摩肢体、用沙袋抵住患儿的脚、床旁理疗，以免发生废用性萎缩或足下垂。

5）维持液体均速输入，避免快速大量输液。

6）应用冬眠合剂时应观察患儿的呼吸与血压，及时吸痰，防止痰堵。

9. 脓毒血症护理

（1）评估和观察要点

1）评估患儿病史、发生时间、起病缓急、诱因、伴随症状、活动情况和用药情况。

2）评估患儿生命体征、血氧饱和度、神志以及心电图的变化。

3）评估患儿面色、肢端循环情况、尿量、感染病灶。

4）了解患儿的相关检查结果。

（2）护理要点

1）按儿科重症监护一般护理常规护理，执行原发病护理常规。

2）急性期绝对卧床休息，有休克者取中凹位，恢复期逐渐增加活动。

3）保持呼吸道通畅，协助患儿翻身、拍背，鼓励有效咳嗽排痰，痰液黏稠不易咳出者给予雾化吸入，必要时吸痰。

4）有感染性休克者应首先纠正休克，高浓度给氧或使用呼吸机辅助通气，及时开通多条静脉通道，保证液体和药物的顺利输入。执行休克护理常规。

5）脓肿切开引流者保持引流通畅，应注意观察引流物的量、颜色和性质，及时更换敷料，保持局部清洁、干燥。

6）体温过高者，按高热护理常规护理。

7）给予高蛋白、高热量、高维生素、低脂肪食物，鼓励多饮水，无法自行进食的患儿给予鼻饲或静脉营养，以满足机体需要。

（3）指导要点

1）告知年长患儿及家长疾病的病因、症状、治疗方法及预后，使其充分了解病情，缓解焦虑情绪。

2）告知家长对一切明显感染病灶应及时就医，防止感染进一步发展。

（4）注意事项

1）保持静脉输液通畅，遵医嘱按时按量使用抗生素，注意疗效及有无二重感染的征象。

2）及时采集血气、生化检查标本，血培养标本在抗生素使用前采集，为诊断和治疗提供信息支持。

3）根据病原采取有效隔离措施。

4）严重脓毒症为脓毒症加器官功能障碍，G＋菌脓毒症休克发生晚，四肢较温暖。G– 菌脓毒症休克发生早，持续时间长，四肢厥冷。

5）加强口腔、皮肤护理，预防压疮等并发症的发生。

三、护理质量的目标管理

（一）目标管理的意义

目标管理是彼得·杜拉克提出并倡导的一种科学优秀的管理模式。其基本内容是让组织的主管和员工亲自参加目标的制定，并让他们靠自己的积极性去完成，在工作中实行“自我控制”。目标管理是现代管理中一种先进的管理制度和管理方法，它通过将目标进行层层下分而使其具有可操作性，如果组织中所有人都达到了各自的目标，那么科室的目标也就达到了，组织的整体目标也会实现。目标管理用自我控制的管理代替压制性的管理，能在很大程度上激发员工为完成组织目标而努力的积极性。

（二）质量目标的制定

护理质量目标的设计应在全面评估患儿护理需求的基础上设定。在目标的制定中，根据医院自身的条件和资源、护理专业服务水平，制定总体护理目标和阶段性护理目标。目标是要达到的护理效果，在设计护理目标时，应注意既要考虑现实情况，又要做到让大家通过努力能达到或高于其护理质量标准，因此，要充分了解患儿存在的健康问题和护理需求，在循证护理的方法指引下，根据临床路径中护理工作的任务来制定患儿临床护理具体可行的工作目标。护理目标具有能达到、可测量的特征。护理目标不仅可引导护理人员去指导、预防、消除患儿的健康问题，也是评价护理质量的依据之一。

（三）PICU 质量管理目标

1. 确保病人安全，纠纷及医疗事故发生率为“0”

2. 健康教育和随访率 100%

3. 住院病人满意度≥ 90%

4. 员工培训满意度≥ 95%

5. 危重病人及基础护理合格率 95%

6. 各项考核合格率 100%

7. 压疮、输液渗漏为“0”

8. 危重病人抢救成功率≥ 95%

9. 医院感染发生率≤ 10%

10. 疼痛评估执行率≥ 85%

11. 危急值半小时处理率≥ 95%

12. 门急诊病历复印执行率≥ 95%

13. 呼吸机相关性感染≤ 10/ 千住院病人插管日

14. 跌倒 / 坠床发生率≤ 0.1/ 千住院病人床日

15. 出院病人收费错误发生率≤ 2%

16. 手卫生执行率≥ 85%

17. 治疗操作前身份识别 100%

18. 脱管再插、导管相关性血流感染为“0”

四、PICU 护理质量评价

（一）PICU 护理质量管理的意义

护理质量是护理管理工作的核心，也是护理管理工作的重点，PICU 护理质量的好坏是衡量 PICU 护理工作总体水平的重要标志，它是提高危重患儿的抢救成功率、降低病死率及病残率的重要保证。因此，必须加强全面护理工作的质量管理，高质量地完成各项护理工作，并在工作中逐步地、不断地解决护理工作中出现的问题，为患儿提供有效、安全的护理服务。

（二）PICU 护理质量评价标准（见表 3–7）

表 3–7　护理质量管理检查表

科室：　　　　　　　　　　检查者：　　　　　　　　日期：　　年　月　日

项目	内容		分值	得分	备注
病房护理30分	科室管理与安全7分	护理工作计划与落实	0.5		上半年查计划，不可行、可操作差，酌情扣 0.1 ~ 0.3 分。下半年查落实，每缺一项扣 0.2 分
		护士长管理	0.5		护士长九知道（病人数，入院、病危数，当日手术（特殊检查）、次日手术（特殊检查）数，请假人数，情绪不稳或纠纷苗头和特殊护理需要的病人），不清楚扣 0.1 ~ 0.2 分。护士长非正常时间休假和外出未按程序请假扣 0.2 分，护士长原则上上午不离开病房办理事务性工作违反扣 0.1 ~ 0.2 分，完成指令性任务不力扣 0.1 ~ 0.2 分，护士长有质量月报不良记录全扣
		责任护士负责制	1		未开展 APN 排班扣 0.1 分，病人未包干到责任护士扣 0.2 分，责任护士对分管患儿做到十知道（姓名、床号、诊断、病情（含阳性检查结果）、患儿基本情况及家庭情况、心理状况、饮食、治疗、护理），不合要求扣 0.1 ~ 0.2 分。未进行病情变化的预防性告知引发不满扣 0.3 分，住院病人到护士站咨询扣 0.1 分
		护理风险与安全管理	1		抽问 1 名护士应急预案与核心制度，答对 50% 扣 0.3 分，答对 50 ~ 95% 酌情扣 0.1 ~ 0.3 分，护理不良事件报告讨论不及时扣 0.2 分，隐瞒未报扣 0.3 分
		环节质控与持续改进	1		病室质控小组无质控目标及职责任缺一项扣 0.1 分，科内护理质量自查及原始资料缺一次扣 0.1 分，问题未整改追踪及无改进扣各扣 0.1 分，护士长督查记录不合要求扣 0.1 分，每月未召开护理安全分析会或护士对安全分析内容不熟悉扣 0.2 分。院护理质量检查问题纠正措施报告上交不及时扣 0.1 分，科内无效果追踪缺一次扣 0.1 分。同一可控质量问题半年出现 3 次以上扣 0.2 分
		交接班制度	1		重点病人或重点内容未交班扣 0.2 分。交班报告书写不合要求扣0.1分，十不交接回答不合要求扣0.1 ~ 0.2 分，抽查护士病室动态和患儿情况，回答不全面扣 0.1 ~ 0.2 分，未遵守交接班制度扣 0.1 ~ 0.2 分

（续表）

项目	内容		分值	得分	备注
病房护理30分	科室管理与安全7分	查对制度落实	1		未采用二种以上病人识别方法，未开放式提问确认患儿姓名，未操作后查每人次各扣0.1分，输血、采集血型血交叉标本核对不合要求一处扣0.1分。执行卡未核对、电子病历和医嘱核对本无护士签字或有未变更的医嘱，一处扣0.1分，医嘱与执行卡一处不符扣0.2分，违反口头医嘱执行制度扣0.2分。违反查对制度对病人造成不良后果或引起投诉纠纷扣0.3分
		抢救物品及药品的管理	0.5		查抢救用药记录不合要求扣0.1，未处于备用状态每项扣0.1，不完好扣0.1分，有过期、霉变药品扣0.2分，考核抢救流程、抢救仪器的使用、药物的作用及注意事项，一项不合格扣0.1～0.2分。每周无抢救设备检修及记录扣0.1分。抢救用物及药物未交接或数物不符扣0.1分
		仪器设备安全	0.5		无冷热水、用氧安全、用电安全等警示标识扣0.1分，仪器设备无检修记录或不完好扣0.1分，因此而造成病人安全损害或纠纷扣0.2分
	专科护理3分	培训与考核	1		培训计划（新护士和专科护士）缺乏可操作性、未体现专科特色扣0.1分，查原始资料，专业理论与技能考核每半年一次，缺一次扣0.2分，合格率≥95%，不达要求扣0.1分，抽问1名护士专科知识，答不全扣0.1～0.2分，每月科内组织一次业务学习，缺一次扣0.1分，片区业务学习缺一次扣0.1分，参学率＜30%扣0.1分，不足10%扣0.2分，无1人全扣，查学习笔记，笔记与实际不符扣0.1分
		准入培训	0.5		查科内原始资料，缺一次扣0.1分，上报不及时扣0.1分，考试考核1人不合格扣0.1分（适用于准入护士≤3人的科室）或合格率＞70%扣0.1分，合格率≤70%扣0.2分，≥95%不扣分。半年发生缺陷超过2次或准入护士的50%扣0.2分
		疾病护理	0.5		抽问1名护士本专科前5位疾病护理常规，答对95%不扣分，答对50%不得分，答对50～95%扣0.1～0.2分，未开展临床路径扣0.1分，未制定和使用病人用临床路径表扣0.1分

（续表）

<table>
<tr><th>项目</th><th colspan="2">内　　容</th><th>分值</th><th>得分</th><th>备　　注</th></tr>
<tr><td rowspan="10">病房护理30分</td><td rowspan="2">专科护理3分</td><td>护理业务查房</td><td>0.5</td><td></td><td>护理查房半年≥5次，形式单一未体现专科特色扣0.1分，缺一次扣0.2分，记录不合要求扣0.1分，有疑难护理病例未申请会诊扣0.1分</td></tr>
<tr><td>危重、疑难大手术、死亡病例讨论</td><td>0.5</td><td></td><td>护士长未参加医生讨论扣0.2分，查医生讨论记录及护士长查房记录，缺一次扣0.1分，护士长每周随主任查房一次，缺一次扣0.1分</td></tr>
<tr><td rowspan="4">带教2.5分</td><td>带教计划与落实</td><td>0.5</td><td></td><td>带教计划分阶段制定，落实不到位扣0.1分，科室讲课每2周一次，缺1次扣0.1分，入科教育无文字资料、不规范酌情扣分，未作计划扣0.2分，每月未组织护生教学查房扣0.2分</td></tr>
<tr><td>规范带教</td><td>1</td><td></td><td>护理部组织的学生督查和护理日常督查中发现护生单独操作、违反操作规程、礼仪着装不规范每次各扣0.1分，扣完0.5分为止。抽查2个实习护生操作、理论知识及对岗位职责的了解，1人不合要求扣0.1 ~ 0.2分，学生无带教老师扣0.1分，带教记录不合要求扣0.1分。平时实习信息反馈不及时扣0.1分。护生对科室有意见扣0.1 ~ 0.2分</td></tr>
<tr><td>出科考试考核</td><td>0.5</td><td></td><td>无出科考核原始资料扣0.2分，考题无专科知识扣0.1分；实习效果反馈表未上交扣0.1分</td></tr>
<tr><td>护生差错</td><td>0.5</td><td></td><td>护生出现差错和投诉全扣</td></tr>
<tr><td rowspan="3">危重病人护理与基础护理5分</td><td>床单位整洁度</td><td>0.5</td><td></td><td>病人吸烟、地面不干净、污物处理不及时、厕所不干净、有异味、窗帘不整洁、床单位不整洁、衣物乱放乱挂、未按时更换床单或有污迹各扣0.1分。床下有便器、物品多、脸盆放置不规范、床头柜台面、柜内物品放置无序；食品与物品未分开，有变质食品和存药各扣0.1分，未执行一床一巾一桌一抹扣0.2分。月基础护理质量检查得分在平均线以下扣0.2分</td></tr>
<tr><td>病人清洁度</td><td>0.5</td><td></td><td>做到一短（指甲短）六洁（头发、五官、手足、会阴、肛门、皮肤清洁），接触患儿的导线、电极等洁净，无脱落、扭曲、受压。现场发现不合要求每人次扣0.1分。日常督查合格率95%以下扣0.1 ~ 0.2分</td></tr>
<tr><td>病房安静度</td><td>0.5</td><td></td><td>病人玩有声响的玩具，病人家属高声讲话，晚上关电视不及时，医务人员高声呼叫，每次每项扣0.1分，平时与日常督查相结合</td></tr>
</table>

（续表）

<table>
<tr><th>项目</th><th colspan="2">内　　容</th><th>分值</th><th>得分</th><th>备　　注</th></tr>
<tr><td rowspan="8">病房护理30分</td><td rowspan="8">危重病人护理与基础护理5分</td><td>等级护理</td><td>0.5</td><td></td><td>护理级别与病情不相符扣0.1分，床头标识不齐全，不相符扣0.1分，陪人参与的护理操作未备案扣0.1分，无操作规范扣0.1分，陪人超范围护理扣0.1分，呼叫应答不及时扣0.1分，输液速度与年龄、病情不相符扣0.1分，输液渗漏半年超过3次以上或超过5cm以上或有坏死、酿成纠纷扣0.2分</td></tr>
<tr><td>危重病人护理“六到位”与六关键</td><td>0.5</td><td></td><td>平时合格率98%以下扣0.1分，90%以下扣0.2分，80%以下扣0.3分。现场查每个问题扣0.1分，半年无危重病人扣0.3分，平均线以下扣0.1分，后20～30%扣0.2分，末位10%扣0.3分。超过平均线相应加分。责任护士不知晓六到位内容扣0.1分。床头交接不到位扣0.1～0.2分，病情不熟悉扣0.1分，指导不到位扣0.1分，日常督查六关键落实不到位一项扣0.1～0.2分，护士不知晓六关键内容扣0.1分</td></tr>
<tr><td>陪人与流动人员的管理</td><td>0.5</td><td></td><td>外出证不合要求、未发放陪护证各扣0.1分，多个陪护扣0.1分，非本病室工作的陌生人进入病房不干预扣0.1分，发生不良影响扣0.2分</td></tr>
<tr><td>管道和体位护理</td><td>0.5</td><td></td><td>体位与病情不相符，管道不畅、无标识，引流物倾倒不及时每项次扣0.1分。留置针无时间标识每人次扣0.1分，现场与日常督查结合</td></tr>
<tr><td>腕带标识管理</td><td>0.5</td><td></td><td>未按要求佩戴腕带扣0.1分，未以腕带作为操作前病人识别方法扣0.1分，配戴部位有损伤扣0.1，腕带项目填写问题扣0.1分</td></tr>
<tr><td>健康教育</td><td>0.5</td><td></td><td>病人不清楚疾病相关知识每人扣0.1分，不清楚用药、不知道检查注意事项每人各扣0.1分，病人不认识护士长、责任护士，不知道作息、探视时间、用餐地点、不知道用水、用电及空调各扣0.1分，现场病人有抱怨扣0.1分。出院病人未提前进行出院指导扣0.1分，健康教育效果问卷调查知晓度95%以上不扣分，每减少10%扣0.1分，未开展需求调查扣0.1分</td></tr>
<tr><td>零抱怨</td><td>0.5</td><td></td><td>有投诉纠纷全扣，发生错药缺陷全扣，并加扣相关管理分</td></tr>
</table>

（续表）

项目	内容		分值	得分	备注
病房护理30分	优质服务4分	入院告知与接待	0.5		平时与现场结合，入院病人在护士站进行告知和三测扣0.1分，病人入院时多余物品未带回扣0.1分，未及时接待处置扣0.1分
		关键流程	0.5		抽问一名护士关键护理流程答对95%不扣分，答对50%扣0.3分，答对50～95%酌情扣0.1～0.2分，平时和现场检查违反关键流程扣0.1～0.2分，交接卡填写不规范扣0.1分
		建立患儿信息库	1		入院24小时内完成家庭成员个性特征评估，未按时完成每例扣0.1分，未开展扣0.5分，质量不达要求扣0.1分，床头未挂放患儿信息卡每例扣0.2分。未建立专科病人健康档案扣0.2分
		护士礼仪	0.5		着装（衣、帽、鞋、头发、胸牌、手表、首饰及涂有色指甲油）、电话、语言、行为不规范扣0.1～0.2分。
		人性化服务	0.5		措施落实不到位扣0.1分，有投诉全扣，现场有抱怨扣0.2分，护理问卷满意度＜95%扣0.1分，＜90%扣0.2分，＜85%扣0.3分
		病人意见与建议的落实	0.5		未每周征求病人意见扣0.1分，病人反映的意见或建议未整改扣0.1分，未定期召开工休会缺一月扣0.2分
	护理文件3.5分	医嘱变更	0.5		查病历的完整性、一致性、医嘱执行的及时性准确性等，每个问题扣0.1～0.2分，输液卡抽当天和前些天共5张，一张不合格扣0.1分。新增输液卡未打印扣0.1分，无执行记录扣0.1～0.2分，出院病历排列顺序不合要求扣0.1分
		输液卡	0.5		
		医嘱单与告知单	0.5		
		护理记录单	1		
		治疗卡	0.5		
		病历质控	0.5		在架病历环节质控未责任到人、质控不到位各扣0.1～0.2分
	技能5分	操作技能	3		现场考核与平时相结合。现场随机考核，程序不熟练、违反原则、规程、沟通不到位、技术不熟练、未达到预期目标，酌情扣分。在医院组织的技能培训与竞赛中集体获奖者加0.2分，日常督查违反操作规程扣0.1～0.2分
		三基考试	2		及格率80%以下不得分，90～95%扣0.2分，80～90%扣0.4分，有缺考每人次扣0.1分

（三）PDCA 在护理管理中的运用

质量管理工作循环理论（PDCA）是美国质量管理专家戴明根据信息反馈原理提出的适应性运行质量管理的科学方法。目前，已经被认为是“管理化”的基本方法。

1.PDCA4 个阶段

计划（Plan）、执行（Do）、检查（Check）、处理（Act），P、D、C、A 四个英文子母所代表的的意义是：

（1）P——计划（Plan）：包括方针和目标的确定以及活动计划的制定；

（2）D——执行（Do）：具体实施计划的内容；

（3）C——检查（Check）：就是检查执行计划的效果，分清哪些对了，哪些错了，明确效果，找出问题；

（4）A——处理（Act）：对总结检查的结果进行处理，成功的经验加以肯定并适当推广、标准化；失败的教训加以总结，未解决的问题放到下一个 PDCA 循环里，在下一个循环中解决、提高。PDCA 循环既适用于解决医院整体的问题，又适用于解决各科室的问题。它的四个阶段并不是孤立运行的，而是相互联系的，一环紧扣一环。

2.PDCA 循环的特点

（1）周而复始。PDCA 循环法是一套工作程序，是周而复始进行的，一个循环解决了一部分问题，可能还有其他问题尚未解决或者又出现了新的问题，再进入下一个循环，再运转、再提高，不断前进，不断提高，最终实现医疗质量和安全持续改进。

（2）大环带小环。类似行星轮系，一个医疗机构整体运行的体系与其内部各子体系的关系，是大环带小环的有机逻辑组合体。

（3）大阶梯式上升。PDCA 循环不是停留在一个水平上的循环，不断解决问题的过程就是水平逐步上升的过程。

（4）科学统计。PDCA 循环应用了科学的统计观念和处理方法，作为推动工作、发现问题和解决问题的有效工具。

3.PDCA 的步骤与方法

（1）“F” 阶段（Find a process to improve）——发现问题阶段。主要是发现问题，确认问题，根据确认的问题收集数据及相关资料。

（2）“O”阶段（Organize a team that knows the process）——成立 CQI 小组。成立以护理部副主任、科护士长、护士长、各科室质量管理小组成员为 CQI 小组成员的改进小组。

（3）“C”阶段（Clarify the current knowledge of the proccess）——明确现行流程和规范。

（4）“U”阶段（Understand the causes of process variation）——问题的根本原因分析。由护理部副主任主持召开讨论会，采用头脑风暴法，从各个方面进行原因分析，找出影响原因。

（5）“S”阶段（Select the process improvement）——选择流程改进的方案。拟定并选择改进方案。

（6）“P”阶段（Plan the improvement and continude date collection）——计划阶段。拟定改进计划，并绘制计划表。

（7）“D”阶段（Do the improvementm，date collection，and analysis）——实施阶段。各部门按照改进计划实施和按照新的方案进行人员调整。

（8）“C”阶段（Check and study the results）——检查阶段。此阶段为检查结果，寻找和发现计划执行过程中的问题并进行改进。负责人按照计划表检查每一项目的落实情况。

（9）“A”阶段（Actto holdthe gain and to continue to improve process）——处理阶段。新方案实施后，在规范中并进行巩固，以防止再次发生同样的问题。在实施过程当中，发现问题则转入下一个 PDCA 循环。

4. 应用 PDCA 循环需注意的问题

（1）制定改进措施必须有科学依据。在整个改进过程中所采取每一措施都是针对所存在的问题，并尽可能做到有章可循。

（2）建立长效机制，使质量改进成为一项制度为了强化质量改进效果，使之变成一项护理工作的制度并长期坚持。同时，质量改进的各项措施在全院推广的过程中也要结合每个病区的特殊性，根据病区的特点适当地进行调整，使之发挥更大的作用。

（3）在应用 PDCA 循环的过程中，要想提高护理管理水平，仅凭经验是不够的，必须依靠科学化管理。在管理过程中不仅要运用相关的护理管理学的知识，而且要注重用数据和事实说话。

（四）PICU护理质量管理的评定

PICU护理质量的评定可定期通过对工作人员，患儿家属满意度，第三方满意度评价等定期调查，作出客观评价。

1. 评定内容

（1）基础质量。主要着眼于评价执行护理工作的基本条件，包括护理人员的素质、业务能力、医疗仪器设备、药物、环境等内容的质量。

（2）环节质量。主要贯穿于护理工作的全过程。包括危重病人基础护理、护理文书书写、消毒隔离、抢救药品器材管理、科室人员培训与带教、健康教育与沟通、岗位职责制度落实等护理环节的质量，并具体到人。

（3）终末质量。是评价护理活动的最终效果。包括患儿家长满意度、第三方满意度评价、死亡率、并发症的发生率、护理差错事故发生率等。

2. 评定方式

（1）自我质量评定。即自我质量控制，各个具体负责人每周就检查标准进行评定。

（2）垂直质量评定。即垂直质量控制，由护理部主任、科护士长、护士长逐级对PICU护理质量进行评定。

（3）横向质量评定。即横向质量控制。PICU涉及的部门和工作人员多，如药学部对高危药品的评定，保卫科对科室的消防设施及使用情况的评定，应急办对医护人员急救水平的评定等，因此，横向质量控制是PICU护理质量管理的重要环节。

3. 评价方法

（1）定期评价。每周、每月、每季度或半年、一年进行一次。根据自我、垂直、横向质量评定的结果，写出护理质量分析报告，针对存在的问题提出整改措施，并追踪其效果。

（2）重点评价。根据不同阶段护理工作中出现的薄弱环节，有针对性进行专项评定，就评定的结果提出整改措施，并追踪其效果。

（3）临时评价。以获得准确的PICU护理质量信息，由各级护理管理者或护士长负责检查及评定。

第四章

PICU 物资管理

PICU 是危重患儿和先进监护抢救设备集中的科室，具有危重患儿多、医护人员多、使用仪器材料多、患儿花费多的特点。因此，P1CU 的管理者在做好护理质量管理的同时，还要做好物资管理。而做好 PICU 的物资管理，特别是做好抢救仪器设备和药品的管理是保障 P1CU 工作顺利进行的基础，也是衡量管理者管理水平的指标之一。

PICU 物资管理包括物品、仪器设备、药品三方面。

一、物品的管理

（一）办公用品

1. 办公用品包括文具事务用品和办公耗材。

2. 办公用品实行统一采购、按需领用、定额控制、超支自付的原则。科室根据工作需要，合理制定办公用品使用范围，严格控制办公用品的领用。

3. 实行网络办公和无纸化办公，在电子媒介上处理文稿，科室打印机限于医疗业务活动。

4. 支持鼓励办公用品有条件的重复使用，可回收的办公用品严禁私自变卖。

（二）家具

1. 采购部负责采购合格的家具，安装、调试、验收合格后投入使用。

2. 总务办每季度对全院家具进行巡查和预防性维修。总务护士每月对科内家具使用情况进行巡查并记录。

3. 出现家具破损，或存在安全隐患，由总务护士或主班护士填写《报修单》，电话告之总务办，维修人员 15 分钟内到达现场。非工作时间电话告之总值班，由总值班通知维修人员。

4. 维修完毕，科室主班或总务护士确认并签字。

（三）病人被服

1. 病房按床单位提供统一的被服，被服污染后及时更换。

2. 使用过的被服装入不渗漏的、密闭的污物车内（传染性病人使用过的被服应放置于黄色塑料袋内，扎紧袋口，外贴隔离标志），放置指定地点。由被服中心统一下收，杜绝在病房清点。

3. 被服中心工作人员将污染的被服经专用通道送至指定区域，清点后交洗涤公司。

4. 洗涤公司遵循先清洗、后消毒的原则，将洗涤后的清洁被服打包送至医院被服中心的清洁区贮存。

5. 被服中心工作人员在每天 8 时 30 分前，使用清洁推车经专用通道将清洁被服送至各病区，与病房保洁人员交接。

6. 病区存放一定数量的清洁被服，以备临时更换使用。被服存放于清洁、通风的库房内。

7. 所有损坏、破旧的被服返送至被服中心。

8. 报废被服须经过消毒清洗后再报废。

（四）一次性物品

1. 接受规划财务部和各资产管理职能部门的监督、检查和指导，健全本部门物品特别是固定资产台账（卡片），及时办理本部门物品的领用、变更手续；随时对本科室的物品进行清查盘点，并及时与规划财务部和各资产管理职能部门核对，确保账实相符。

2. 及时申报本部门物品及固定资产购建计划，参与本部门物品及固定资产的可行性分析及论证、招标、采购及验收。

3. 申领物品要有计划，做到精打细算、物尽其用。领物品时须按各部门要求填写申请单或申请报告。

4. 贯彻执行医院有关物品管理的规定，对本部门领入或使用的物品，负有妥善保管和合理使用的重任，切实做好防火、防盗、防爆、防潮、防尘、防锈、防蛀等工作，确保物品安全完整，提高使用率。

5. 护士长负责病房物品的全面管理，定期检查；设专人负责物品、被服的清领、保管工作，各类物品均应有固定基数，分类存放，建立明确账目。如有不符，应查明原因。

6. 相关科室借用一般物品时，在不影响正常工作的情况下，办理借物登记手续，抢救物品一般不外借。

7. 各科室物品、资产管理员工变动时，要在科室负责人参与下履行好物品、资产交接手续。

二、仪器设备的管理

（一）仪器使用制度

1. 掌握各种仪器的使用，能设定各种常用参数。

2. 仪器有专人保养，定期检查维护，有故障时及时报告护士长、科主任、设备管理员，以便及时与维修人员联系，科室自查、设备科巡检及维修情况要进行登记。

3. 定时给仪器充电，保持各仪器清洁，每次用后彻底清洁或消毒，每周至少常规清洁一次，要爱护仪器，保护仪器的清洁干净，严禁在仪器上放任何物品，保持仪器处于良好的散热状态。各种导线禁止折成锐角，应从起始端顺势盘绕悬空，以避免导线折断或断裂。长期无使用时，定时开机、预热、维修。保持良好备用状态。

4. 仪器使用前认真检查机器性能，仔细核对各相关参数，参数有疑问时，反复测量或更换一台仪器进行对照。

5. 仪器设备严格遵照消毒管理规范执行，防止医源性交叉感染。

6. 大型、精密、贵重仪器设备建立使用情况登记本，配合各资产管理职能部门对大型、精密、贵重仪器设备使用情况进行数据分析。

7. 贵重仪器一般不外借，遇特殊情况，在不影响正常工作的情况下，经科主任和护士长同意后方可外借，并办理借物登记手续。归还时由本科室护士认真检查仪器功能，验收配件是否齐全，并签上归还的日期及经手人。

（二）仪器的清洁消毒维护制度

1. 报修

（1）设备发生使用责任人不能排除的故障时，首先在设备的显著位置放置故障提示牌，并立即通知物资供应维修部维修中心。确定无维修价值的，填写《财产物资报损、报废申请表》，写明报废原因提交相关资产管理职能部门鉴定、审批。

（2）物资供应维修部责任工程师应在半小时内到达现场进行检修，填写《维修记录单》。

（3）仪器设备修复后，使用部门应检查设备维修质量，验收合格后在取件、验收人处签名，凭《维修记录单》用户联领取修复的设备，存档联由物资供应维修部存档保管。

（4）设备一般故障维修应当天完成，大修理或待配件需向使用科室说明情况。所有维修费用将进入成本核算，所有更换的零配件要填入《维修记录单》。

（5）外修：对报修设备医院无法修复需要外修的应及时与使用部门沟通，由使用部门提出外修申请。

2. 维护保养

（1）日常保养

由使用人员或责任人完成，一般每周进行一次，备用设备每月一次。日常保养包括仪器设备表面清洁、废液的清除、整理各类连接线、日常工作参数调校，并建立保养记录。

（2）预防性维护保养

由使用人员和设备维修人员共同完成，根据设备说明书要求定期对全院医疗设备进行预防性维护保养，填写维护记录。

3. 医疗设备的检查

使用人员和设备维修人员应定期地检查医院在用医疗设备，检查内容包括：

（1）大型精密设备和危险性设备是否有规范的操作规程。

（2）使用人员是否经过合格培训或持有有效的上岗证。

（3）按国家计量法规定强制检定的计量设备，应具备有效期限内的计量检定合格证。

（4）主机、附件及使用说明书齐全。

（5）设备上不堆放其他物品，设备通风口通畅，有防潮、防热、防火等措施，实施有效。

（6）设备运行正常，无异常声音和异常温度。

（7）设备电源线两端连接可靠，接地线连接可靠，接地电阻符合规定。

（8）设备无漏电现象。

（9）活动部件润滑良好，无漏水、漏气、漏油现象。

（10）对发现的安全隐患及时整改或通知有关人员及时处理，设备不带“病”工作。

（11）大型设备须做好检查和处理记录的归档工作。

三、药品的管理

（一）临床小药柜的管理

1. 临床小药柜配备抢救、急用和少量常用治疗药品，药品基数由临床科室根据医疗需要由科室负责人、医务部、护理部协商后提出清单，由药学部确定。

2. 小药柜只配备基数药品，个别品种的特殊需求经领导批准后备药。

3. 针剂放置病房配药室，内服药、外用药品放置病房治疗室，消毒剂放置病房处置室。抢救药品固定存放在抢救车上或设专用柜，定位存放，每次用后及时补充。中药内服汤剂冰箱冷藏。中药、内服、外用（红色服药瓶）分区保管，遵医嘱使用前温热后发放。冰箱温度及清洁有记录，所有记录按医院规定执行，不得涂改。药品存放室保持清洁卫生，室温控制在25℃以内，物品摆放整洁。

4. 小药柜的药品应分品种存放，名称、规格、批号与药品包装盒一致。如果药品包装盒批号与药品不一致，应去除盒上批号，由小药柜管理人员将药品逐支粘贴有效期标签（安瓿上已经印刷有效期的不需要粘贴），按批号顺序以近期先发的原则使用。外用药品有开瓶日期、开瓶后使用时限（开瓶后有效日期不能超过原包装有效期）。

5. 近效期的药品摆放于易于先用的位置，应避光保存的药品严格按规定保存，片剂药品分零使用后不再放回原药瓶。外用易燃药品（如75%酒精250ml × 1瓶）存放，需采用外加防火装置（铁皮柜）保管。

6. 小药柜药品由护士长委派一名责任心强、身体健康、品德高尚、业务熟练的护士，负责药品基数的请领、消耗药品的补充、储存养护工作。管理小药柜药品要做到储新发旧。小药柜管理人员每月检查药品质量、药品批号及其使用情况，防止药品变质。发现有沉淀、变色、过期、标签模糊等药品，应查找原因，妥善处理。

7. 药学部指定专人每季检查小药柜、急救车等药品的基数、质量和管理情况，检查情况做好详细记录并反馈相关领导及职能部门。

8. 小药柜的药品每月盘点，做到账物相符。人员变动时，应办好交接班手续。药品因质量问题或到期失效，需要报损，按《药品报损程序》执行。

9. 小药柜的药品只供住院病人按医嘱使用，任何人不得私自取用。

10. 抢救药品不外借，抢救药品必须固定在抢救车内，并按规定排序，保持一定的基数，做到四定，即定品种、定数量、定位放置、定人管理，保证用后及时补充，做好班班交接清点。

11. 药品说明书标明需要冷藏保存的药品必须放入置有温度计的冰箱内保存，温度控制在 2 ~ 8℃。并对冰箱温度 24 小时监控，将结果登记并绘制温度曲线图。冰箱内设置货位卡，包括药品的名称、规格、剂型，以备检查，并避免与冰箱内壁接触，物资部门每年对冰箱校准一次。

（二）高危药品的管理

高危药品是指那些可能发生严重不良反应、药理作用显著且迅速，或本身毒性大，或因使用不当极易发生严重后果甚至危及生命的药物。特殊高危药品包括胰岛素、高浓度电解质、细胞毒药物、麻醉药品、第一类精神药品五类。

1. 高危药品应放置在专门的存放药柜，特殊高危药品必须上锁管理，并以“白底红字”警示牌提醒。

2. 科室有专人负责，专柜专锁保管，专册登记，账物、批号相符，并进行班班交接。药学部每月指定专人对科室配备的高危药品进行检查。

3. 科室建立《高危药品使用观察及使用记录表》，每日交接及余液的追踪。使用时均实行双人复核制，详见表 4–1。

4. 高危药品品种

（1）高浓度电解质：10%KCl 溶液、10%NaCl 溶液、25% 硫酸镁注射液、氯化钙注射液。

（2）肌肉松弛剂：维库溴铵、阿曲库铵、琥珀胆碱。

（3）细胞毒药品：环磷酰胺、异环磷酰胺、甲氨喋呤、氟尿嘧啶、阿糖胞苷、羟基脲、卡培他滨、放线菌素 D、丝裂霉素、平阳霉素、柔红霉素、多柔比星、吡柔比星、长春新碱、长春地辛、依托泊苷、替尼泊苷、紫杉醇、多西他赛、曲普瑞林、顺铂、卡铂、亚叶酸钙。

（4）其他：胰岛素制剂、甲羟孕酮。

表 4–1　PICU 科高危药品使用观察及使用记录表（每班交接）

日期 时间	品名＋基数 （单位：支）	接班数	使用量	补充量	使用观察	余液处理	交班人	接班人
	10%KCl（100）							
	10%NaCl（100）							
	25% 硫酸镁（10）							
	胰岛素（10）							
	10%KCl（100）							
	10%NaCl（100）							
	25% 硫酸镁（10）							
	胰岛素（10）							
	10%KCl（100）							
	10%NaCl（100）							
	25% 硫酸镁（10）							
	胰岛素（10）							
	10%KCl（100）							
	10%NaCl（100）							
	25% 硫酸镁（10）							
	胰岛素（10）							
	10%KCl（100）							
	10%NaCl（100）							
	25% 硫酸镁（10）							
	胰岛素（10）							
	10%KCl（100）							
	10%NaCl（100）							
	25% 硫酸镁（10）							
	胰岛素（10）							
	10%KCl（100）							
	10%NaCl（100）							
	25% 硫酸镁（10）							
	胰岛素（10）							

（续表）

日期时间	品名+基数（单位：支）	接班数	使用量	补充量	使用观察	余液处理	交班人	接班人
	10%KCl（100）							
	10%NaCl（100）							
	25%硫酸镁（10）							
	胰岛素（10）							
	10%KCl（100）							
	10%NaCl（100）							
	25%硫酸镁（10）							
	胰岛素（10）							

备注：10%KCl 浓度：10ml：1g/ 支；10%NaCl 浓度：10ml：1g/ 支；胰岛素浓度：10ml：400U/ 瓶；25%硫酸镁浓度：10ml：2.5g/ 支

（三）精神药品的管理

1. 精神药品的管理必须严格执行采购、运输、验收、储存、发放、调配、使用、报残损、销毁、丢失及被盗案件报告、值班巡查等相关制度。

2. 精神药品只限于医院医疗、教学和科研使用，禁止非法使用、储存和转让。

3. 执业医师和药师进行有关精神药品使用知识和规范化管理的培训、考核。

4. 执业医师经考核合格的，经医务部批准授予麻醉药品和第一类精神药品处方资格，在医务部和药学部签名留底备查。执业医师取得麻醉药品和第一类精神药品的处方资格后，方可在本院开具麻醉药品和第一类精神药品处方。医务人员应当根据卫生部制定的临床应用指导原则，使用精神药品。

5. 执业医师应当使用专用处方开具精神药品，第一类精神药品的处方书写参照《处方管理制度》，使用专用淡红色处方，书写完整，字迹清晰，不得涂改。处方内容除原规定外还必须有日期、姓名、性别、年龄、病历号、疾病名称等，处方签写全名。

6. 为住院病人开具的麻醉药品和第一类精神药品处方应当逐日开具，每张处方为 1 日常用量。第二类精神药品处方及出院带药不超过 7 日常用量。

7. 第一类精神药品注射剂或贴剂的病人，再次领药时须将空安瓿或用过的贴剂交回。如果安瓿瓶打碎或贴剂丢失，当事人要有书面报告说明原因，并经科主任、护士长确认后将报告交药学部。

8. 医院不得为病人办理第一类精神药品退药。病人不再使用精神药品时，应当无偿退回医疗机构，由医疗机构按规定销毁。

9. 医师开具麻醉、第一类精神药品处方时，应在病历中记录。不得为他人开具不符合规定的处方或为自己开处方使用麻醉药品和精神药品。

10. 临床科室配备的少量精神药品基数，有专人负责，专柜专锁保管，专册登记，账物、批号相符，并进行班班交接。药学部每月指定专人对科室配备的精神药品进行检查。

11. 病人使用精神药品时若有剩余量，使用人与在场的另一医务人员共同确认剩余药品剂量和弃去方法，在使用登记本及处方中注明，并双人核对签全名。

12. 第一类精神药品：哌甲酯、麻黄素、氯胺酮等。第二类精神药品：咪唑安定、地西泮、氯硝西泮、苯巴比妥、曲马多、硝西泮等。

（四）自备药品的管理

1. 入院后病人住院治疗期间所需要的药品均应通过正常药品申购途径，由医院药品采购和管理部门从正规购销渠道采购供应，需要使用的药品如果医院药房没有时，由科室提出申请，经批准后临时采购。禁止任何人以任何理由要求、暗示、诱导病人及家属外购任何药品。护士不得执行不符合本规定的自带药品医嘱，并对病人私自使用自带药品情况进行监督并记录。

2. 住院病人在住院期间原则上只使用经药学部各药房为住院病人调剂的药品，如果必须使用从门诊或院外带入的药品时，必须经过科主任同意，而且仅限于慢性疾病病人已经购买并在门诊或在家长期服用、疗效肯定的药品。医师在对病人进行评估时，须仔细询问病人的药物史，包括病人在本医院或其他医院的医嘱药物情况、病人已购药品使用情况等。

3. 医师根据病人病情需要，在全面了解病人住院前的药物后，开出药物医嘱，做到合理使用。病人情况如果符合本标准第 2 条中自带药品的使用管理规定且病人坚持要求服用自带药品的，医师仍然需要开出药物医嘱，医师在开医嘱时，在“医生嘱托”栏中填写“自备”，同时向病人及家属说明使用自带药品可能出现的不良后果。在开出医嘱前要按本标准第 4 条中的要求进行对自带药品进行检查。

4. 使用的自带药品为本医院开出的药品且在有效期内的，一般不需要请药师检查。但是在院外购买带入的药品，或者虽是本医院药品但医师或护士对药品保存或其他质量问题有疑问时，医师在开出自带药品使用医嘱前在电子病历系统中请临床药学室的药师会诊，并填写电子会诊单，在会诊单中说明自带药品的名称和来源，医务人员必须及时电话通知药学部临床药学室的药师到科室检查病人的药品，经药师现场确认为合法及（外观性状）合格的药品，并由病人签署《患儿自带药品使用声明书》后，才可以开医嘱和使用自带药品，同时药师在检查药品后要在会诊单中记录检查的情况，并提出明确的答复，药师不同意使用的，即使医师开出医嘱，护士也有权拒绝执行医嘱。

5. 自带药品由医务人员接受核对后放入自备药品小柜中，使用时再取出。如果是需储存在冰箱的药品，必须做好所属病人的住院号、姓名等标志，存放在冰箱并班班交接。

6. 自带药品的使用必须有记录，药品的治疗效果、不良反应等都要有评估和相应的记录。

7. 病人自带的注射药物（糖尿病人的胰岛素除外）及中药饮片不予使用。

第五章

PICU 病人安全管理

医院安全管理是指为保证患儿的身心健康，对各种不安全因素进行有效地控制管理。由于 PICU 是无陪病房，所有的治疗护理工作都是医生、护士完成，如何让患儿在安全的环境下接受治疗和护理是医务工作者每天要面对的问题，随着科学技术的迅速进步，现代医疗护理活动日趋复杂，各种影响因素越来越多，患儿在医院接受诊断、治疗、护理的同时，也面临一定的不安全风险，如环境中的生物、理化等因素，治疗护理过程中的技术、药物、食物、心理等因素可能造成的影响和损伤。如何最大限度地消除不安全因素的影响是现代医院管理最应重视的问题，是一切工作的重中之重。

安全管理是保障患儿生命安全的必备条件，是减少医疗护理质量缺陷、提高医疗护理水平的关键环节，是控制或消灭不安全因素、避免发生医疗纠纷和事故的客观需要。

PICU 病人安全管理包括基本安全管理制度、病人安全标准化管理、身份识别码核对制度、医疗工作沟通管理制度、病人风险管理、PICU 患儿的身体约束管理和家长及患儿的压力及应对。

一、基本安全管理制度

1. 医疗安全管理

（1）建立健全医院医疗、护理的各项安全制度，工作人员遵守基本医疗、护理制度及各项操作规程，严格查对制度，认真履行岗位职责，严防差错事故发生。

（2）每月上报不良事件，每季度对全院医疗、护理质量及安全进行讲评，对存在的问题提出整改和防范措施。

（3）医疗工作中出现的差错事故，及时采取补救措施和报告相关部门，防止损害扩大，并组织医务人员及时进行分析讨论。医院成立医疗事故纠纷鉴定和讨论委员会，每季度讨论医疗工作中出现的差错事故。

（4）医务人员应全面了解患儿病情，及早发现潜在的不安全隐患并采取积极有效的防范措施。

（5）严格执行各项查对制度，每班核对医嘱，发现疑问立即向有关人员反馈。未经核对的医嘱不得执行，一旦医嘱执行有误，不得隐瞒，立即通知医师并采取补救措施。原则上不执行口头医嘱，紧急情况执行抢救口头医嘱时，护士必须复述并保留药物空瓶，以便抢救完毕后核对。

（6）严格遵守毒麻药物管理制度，杜绝不安全隐患。

（7）加强急救物品、药品、器械、设备的管理，时时处于备用状态，以确保急救措施的顺利实施。

2. 人身安全管理

（1）医疗环境安全，地面平整、干燥、无障碍物，必要时放置“防滑警示”，以防患儿摔伤。

（2）医疗场所不准吸烟，禁止使用电炉等私人电器。对易燃、易爆物品加强管理，使用氧气有防火、防油、防堵塞、防热标示，对用氧的患儿及家属进行注意事项宣教。

（3）保证医疗场所各种设施安全，并设有必要的安全设施，如扶手、栏杆等。对存在安全隐患的设施设备应有专人负责，并有警示标示。公共设施设备由后勤保障部进行日常巡查，科室设施设备由科室进行定期检查，发现问题及时维修。

（4）加强对昏迷及意识不清患儿的管理，24小时内必须有专人陪护，躁动不安者应使用床挡或四肢约束带约束，新生儿病房暖箱随手关门，以防坠床等意外事件的发生。

（5）病区内的药品、消毒剂、清洁剂、杀虫剂、灭鼠药等妥善保管，防止患儿误服。病区内严格管理针头、剪刀等锐器，防止伤害患儿。

（6）及时对家长进行多形式、多方面的安全知识宣教，提高家长安全防范能力，严防患儿走失、摔倒、碰伤等意外。

（7）加强消防安全管理及消防知识的宣传，责任落实到人，随时检查不安全隐患，所有工作人员必须掌握消防应急事件的处理，各科室制定消防安全应急预案，并每年进行一次应急演练。

（8）建立保卫日常巡查，加强重点时段的安全保卫，保障家长财物安全，出现丢失财物、患儿走失的安全事件积极协助家长处理。

二、病人安全国际标准化管理

1. 正确识别病人

（1）医院工作人员在接触病人时都必须要至少使用两种识别方式确定病人的身份。病人房间号或病床号不能作为病人身份确认的标识码。

（2）住院病人腕带上标识的病人姓名、住院号为两种病人身份识别码。急诊抢救室病人腕带上标识的病人姓名（身份不明病人由接诊医护人员临时命名：接诊科室名称加上主任姓氏加上数字顺序编号）与诊疗卡号为两种病人身份识别码。门诊病人的病人姓名、诊疗卡号作为两种病人身份识别码。当使用识别码有困难时，可从门诊医师工作站中查询病人出生日期、住址、电话号码为病人识别的补充信息，并通过询问病人或家属确认病人身份。

（3）在核对病人识别码时，采用开放式询问，让病人或家属回答，与信息核对无误。

（4）病人的两种识别码必须与医疗物品中的识别码一致。

（5）在医院接受诊疗的每位病人，在接受每一次医疗服务及操作前，都必须要用两种识别码来核对病人。

2. 有效交流

（1）在紧急情况下，医师可以使用口头医嘱。护士先复述口头医嘱内容给下达医嘱的医师，在医师确认后执行，并在事后立即书面记录。口头医嘱要在病人抢救完成后 6 小时内在电脑医嘱系统内补录。手术病人的口头医嘱单要求下达医嘱的医师和执行护士签字确认，并存入病历中保存。

（2）危及到病人安全的异常检查、检验结果（简称危急值）需要立即通知临床医护人员并记录。

（3）临床科室工作人员接听到急诊检查结果、危急值结果后立即报告并记录。主管医师或值班医师接到检查项目高危报告后，要立即对病人进行评估和处理，必要时向上级医师或科主任请示报告，并在病程记录中记载。

（4）急诊病人入院前与接收科室进行电话沟通。

3. 高危药品的安全管理

（1）原则上诊疗区域小药柜中不存放高浓度电解质溶液。

（2）PICU 需要存放高浓度电解质溶液时要向药学部、医务部申请，经主管院领导批准。

（3）高浓度电解质存放区一定要采取醒目的标识、单独上锁存放、建立使用登记本。

4. 操作 / 手术安全

（1）手术前暂停：按《手术安全核查制度》执行。

（2）手术前核对：按《手术安全核查制度》执行。

（3）术前手术标记：按《手术安全管理制度》执行。

5. 降低医源性感染

按照目前普遍公认的洗手指南进行洗手。

（1）用洗手液洗手 / 快速手消毒液消毒手。

（2）在病人房间、治疗室、走廊等需要的地方安装手消毒液或洗手设施。

（3）医院有政策明确指引员工如何正确洗手、戴手套及应用快速手消毒剂。

（4）医院建立常规的培训及监测体系督促员工按要求洗手。

（5）医院教育病人及陪人提醒医务人员洗手，有关洗手的要求也要对病人及陪人进行教育。

6. 降低病人跌倒 / 坠床风险

（1）建立可靠和有效的评估工具来预测和确定病人跌倒的危险因素，对所有病人进行跌倒 / 坠床风险评估。

（2）住院病人的初次护理评估中包括对病人跌倒 / 坠床风险评估。跌倒 / 坠床风险评估的内容包括病人年龄、意识状态、行走能力、自我照顾程度、药物使用情况、环境 / 设施情况等引起跌倒 / 坠床的风险因素，并对病人及家属进行预防跌倒 / 坠床教育并记录。

（3）住院病人每天进行再评估，出现下列情况需随时评估：转入病人、病情变化、使用镇静镇痛药、跌倒 / 坠床后、更换陪人或家属时，同时对病人及家属进行预防跌倒 / 坠床宣教并记录。

（4）对有跌倒 / 坠床风险的病人要在床头挂标识牌，并制定预防病人跌倒 / 坠床计划并执行。

（5）病人跌倒 / 坠床发生后护士应立即上报，同时对病人是否受伤、受伤程度进行评估并进行处理和预防再次跌倒 / 坠床的健康教育。按不良事件要求报告。

（6）后勤保障部和物资供应维修部每周一次对引起病人跌倒 / 坠床的环境和设备高危因素进行评估并记录。全院员工发现引起病人跌倒 / 坠床的高危环境因素和设备因素，立即通报后勤保障部和物资供应维修部进行处理。

（7）护理部、后勤保障部和物资供应维修部每月对已发生的跌倒 / 坠床事件收集整理、分析改进并报质管部，质管部每月对全院导致病人跌倒 / 坠床的因素进行分析，提出改进意见，并报医院"病人安全与持续改进管理委员会"批准后由相关部门执行。

（8）科主任和护士长要对员工进行跌倒 / 坠床培训，医护人员对病人及家属进行预防跌倒 / 坠床的健康教育。

7. 病人安全目标管理制度实施的监控措施

（1）医务部、护理部、药学部、院感办在日常工作中要观察和监控员工是否按照医院制定的标准和政策执行，对没有及时执行的情况予以纠正、辅导。

（2）各部门建立监控指标，数据分析。质管部对员工执行国际病人安全目标的情况进行抽查，并根据反馈信息及时与各职能部门协商，对相关文件进行调整。

（3）员工培训及改进措施：以上文件由职能部门对员工进行培训，对不符合要求的行为应及时纠正。JCI 顾问发现的相关问题要制定相应的行动计划。质管部负责对各职能部门进行相应的培训。

三、身份识别码核对制度

1. 在执行各种诊疗操作前应至少同时使用两种患儿识别方法，不得以床号、病房号作为识别依据，以确保各种查对的准确性。

2. 医务人员进行任何治疗、操作、处理服务时都要根据病人的身份识别码识别病人；病人的化验标本盒、试管、病理切片、所需用的药品、血袋及其他临床检验、检查标本上的病人身份识别码必须与病人的两项识别码信息一致。

3. 住院病人识别码的两项身份识别信息是姓名、住院号；门诊、急诊病人识别码是姓名、诊疗卡号；诊疗卡内储存病人姓名、年龄、性别、住址、联系电话等信息，医院门诊区域内每一台电脑工作站都可以读出就诊卡内的信息，以此来识别病人；住院或急诊留观输液的病危病人、手术病人、输血病人须戴腕带，在腕带上记录病人的身份识别码以便查对；对于身份不明的昏迷病人，由接诊医务人员临时命名。当使用姓名、住院号等识别码有困难时可选择出生日期、住址、电话号码等作为补充信息。

4. 在使用识别码核对病人身份时，须用开放式提问的方式询问病人叫什么名字，病人或家长回答，医务人员核对。

5. 员工培训：医院每年新进员工培训时包含该项制度，科室每年培训两次。

6. 督导及持续改进措施：医务部、护理部、质管部等职能部门定期督导医务人员正确使用识别码。发现核对不到位的及时纠正，将抽查结果定期反馈，并作为年终各部门的绩效评估的依据。

四、医疗工作沟通管理制度

1. 医务人员在进行医疗工作电话沟通时，要使用医院规范的接听 / 打出电话语言，鼓励讲普通话。

2. 医务人员在医疗活动中，科室部门之间关系到病人医疗、护理、用药、检查检验、医疗设备等有关病人医疗安全，并且有时间要求的电话沟通时，必须进行记录，记录内容要求简单明了。

（1）打出电话的人员，首先要把打出电话的内容登记在“电话通话记录本”上，接通电话后，首先告诉自己的科室和工号，再记录接听人的部门、工号，将沟通的内容告诉对方后，听对方复述一遍，确定复述正确，通话完毕。如有错误，必须及时进行更正，双方确认电话报告时间并登记。

（2）接听电话的人员，首先记录打来电话人的部门、工号，再告诉自己的科室和工号，将电话的内容登记在“电话通话记录本”上，并复述一遍，对方确认正确，通话完毕。

3. 需要进行电话沟通并记录的情况：

（1）各种急会诊通知。

（2）各种急诊手术通知。

（3）抢救时各种药品、血液和血液制品、仪器设备和器械的申请及答复。

（4）各种检查检验结果达到异常预警值或预警标准。

（5）危重病人转运前。

（6）各种医疗事件的紧急报告。

（7）其他涉及病人医疗安全的事件。

4. 责任：参与病人服务的人员都有与其他科室 / 部门之间进行电话沟通的权利，都必须按本规定执行。各科室和部门可在工作安排中明确各时间段内进行电话沟通的责任人，凡未按本规定执行出现医疗差错、发生意外、不良事件的，由电话沟通人负全部责任。

5. 全院各科室 / 部门要建立《电话通话记录本》，详见表 5–1。

表 5–1　病区（科室）电话通话记录

日期	时间	电话内容	对方科室	对方工号	记录人	备注

6. “电话通话记录”要作为科室内部交接班的内容之一，有特殊情况时在备注栏内记录。

7. “电话通话记录”上记录的项目要完整、准确，内容要简单、明了，医务部、护理部、质管部将定期进行检查。

五、病人风险管理

（一）病人跌落风险的管理

1. 建立可靠和有效的评估工具来确定病人跌落的风险因素。对所有病人进行跌落风险初次评估。

2. 住院病人跌倒 / 坠床风险初始评估：所有新入院病人由护士进行跌倒 / 坠床风险的初始评估，评估在病人入院 8 小时内完成。所有病人都需要护士进行跌落风险评分，若评分 ≥ 3 分，则为跌落高风险，应对病人及陪护家长进行跌落预防措施的宣教，家长须签署《预防跌落安全告知》，详见表 5–2。

3. 住院病人跌落风险再评估：护士根据跌落高风险病人的风险因子变化情况及时进行再评估。病人出现下列情况时需在 2 小时内完成评估：转入病人、病情变化（如手术后，意识、活动改变）、使用镇静 / 安眠 / 降血压等药物时、陪护家长更换等跌倒风险因子发生改变时，要对病人及家属进行预防跌落再次宣教。风险因子无改变时，每周再评估一次。

4. 对有跌落风险的病人建立《病人跌落风险管理记录》，详见表 5-3。每次评估后记录总分，首次评估后的总分应记录在《病人入院护理评估单》中。若为跌落高风险，应对病人进行特殊标识(在病人床头挂标识牌)，所有工作人员应予以特别关注。

5. 医院工作人员防范病人跌倒 / 坠床措施：

（1）定期检查病房设施，如床栏、暖箱门扣、辐射式抢救床周围护板等是否完好，杜绝安全隐患。发现引起病人跌倒 / 坠床的高危环境和设备因素存在时，及时通知后勤保障部或设备维修部进行处理。

（2）病房环境光线充足，地面平坦干燥，特殊情况有防滑警示牌。

（3）对住院病人进行动态评估，识别跌倒 / 坠床的高危病人并予以重点防范。做好健康宣教，增强病人及家属的防范意识。

（4）加强年长患儿的安全教育，禁止在病房内及床上嬉戏、打闹、跳跃，不能攀爬床栏和窗台。

（5）治疗处置时妥善保护病人。严禁将病人单独放置在没有挡板的辐射台或操作台上。抱病人时应稳当，包被应打紧，防止病人滑落。打开暖箱门操作时不得离人，离人关箱，并保证门扣到位。

（6）对于躁动不安、意识不清、婴幼儿以及运动障碍等易发生坠床的病人，需应用置护栏等保护装置，并对照顾者给予相关指导。极度躁动者，可应用约束带实施保护性约束。

（7）对长期卧床、骨折、截肢等病人初次下床行走时，应有人守护，并告知拐杖等助行器的使用方法。

（9）术后第一次小便，应鼓励病人在床上小便，确实需要起床小便时，应有人在床旁守护，防止因体位性低血压或体质虚弱而致跌倒。

（8）服用镇静、安眠药的病人未完全清醒时，不要下床活动；服降糖、降压等药物的病人，注意观察用药后的反应，预防跌倒。

6. 病人跌倒 / 坠床后处理措施

（1）病人突然跌倒，护士迅速赶到病人身边，同时立即报告医师，协助评估病人意识，受伤部位与伤情、全身情况等，初步判断跌伤原因和认定伤情。

及时请外科医师会诊处理。

0级：没有受伤；

1级：轻微伤，包括瘀伤、擦伤、不需要缝合的撕裂伤等；

2级：重伤，包括骨折、头部外伤、需要缝合的撕裂伤；

3级：死亡。

（2）疑有骨折或肌肉、韧带损伤的病人，根据跌伤的部位和伤情采取相应的搬运方法，协助医师对病人进行处理。

（3）病人头部跌伤，出现意识障碍等严重情况时，遵医嘱迅速采取相应的急救措施，严密观察病情变化。

（4）受伤程度较轻者，嘱其卧床休息，安慰病人，酌情进行检查和治疗。

（5）进行书面和口头交班，加强巡视，向病人及家属做好健康宣教，提高防范意识。

（6）了解病人跌倒时情况，分析跌倒原因，填写跌倒/坠床报告表，上报护理部/医务部，如为设备环境因素上报后勤保障部或设备维修部，相关部门进行风险因素分析，提出改进意见。病人跌倒/坠床后处理措施流程图详见图5-1。

表5-2　预防跌落安全告知

1. 我院儿科病人，为跌倒/坠床的高风险人群，医护人员不能时刻守护在病人身边，陪护家长须看护好病人。
2. 病人或家长要随时保持病房地面清洁干燥，防水防油污。晚夜间保持合适的光照，必要时呼叫护士帮助。
3. 教育病人及家长床栏的使用方法，婴幼儿病人不能单独放在病床上，必须有人在床旁看护，离开时将栏杆提起扣紧，以防坠床。
4. 步行不稳或运动障碍病人，要有家长扶持步行。
5. 教育和看护好病人不能攀爬窗台和阳台，勿在病房内嬉戏、追逐、打闹，不要跨越床栏，以免发生意外。
6. 教育病人或家长正确使用助听器、助步器，穿着大小合适的防滑鞋。病房内禁止使用带有轮子的推车，防止发生意外。
7. 使用轮椅的病人上轮椅、上车、上床时家长要确定先锁好轮子，防止滑动。
8. 当病人腹泻或因病情导致头晕目眩的病人，家属陪护在旁，鼓励床上使用便器，下床时家长要扶持。
9. 如发生坠床/跌倒及时呼叫医务人员。

表 5-3　病人跌落风险管理记录

<table>
<tr><td colspan="2">某三级医院
病人跌落风险管理记录（＞1 岁）</td><td colspan="5">姓名：
性别：
出生日期：</td><td colspan="5">科室 / 床位：
住院号：
页码：</td></tr>
<tr><td colspan="12">诊断______ 入院日期______ 出院日期______
主要照顾者：□父母 □祖父母 / 外祖父母 □其他______
转归：□ 1. 未发生跌落□ 2. 发生跌落 日期______</td></tr>
<tr><td colspan="12">跌落风险评估</td></tr>
<tr><td rowspan="2">项目</td><td>日期</td><td></td><td></td><td></td><td></td><td></td><td></td><td></td><td></td><td></td><td></td></tr>
<tr><td>评估时机：A—入院；T—转入；Pr—术前；Po—术后；M—用药；F—跌落；O—其他</td><td></td><td></td><td></td><td></td><td></td><td></td><td></td><td></td><td></td><td></td></tr>
<tr><td rowspan="4">活动度</td><td>（0）自主活动而没有步态不稳</td><td></td><td></td><td></td><td></td><td></td><td></td><td></td><td></td><td></td><td></td></tr>
<tr><td>（1）自主活动或移动时，需要辅助</td><td></td><td></td><td></td><td></td><td></td><td></td><td></td><td></td><td></td><td></td></tr>
<tr><td>（1）能自主活动但有不稳定的步态，没有辅助设施</td><td></td><td></td><td></td><td></td><td></td><td></td><td></td><td></td><td></td><td></td></tr>
<tr><td>（0）不能自主活动或移动</td><td></td><td></td><td></td><td></td><td></td><td></td><td></td><td></td><td></td><td></td></tr>
<tr><td rowspan="4">生理发展</td><td>（0）生长发育正常并反应灵敏，能判断目标和方向</td><td></td><td></td><td></td><td></td><td></td><td></td><td></td><td></td><td></td><td></td></tr>
<tr><td>（1）生长发育迟缓</td><td></td><td></td><td></td><td></td><td></td><td></td><td></td><td></td><td></td><td></td></tr>
<tr><td>（2）分不清方向 / 目标，无判断力</td><td></td><td></td><td></td><td></td><td></td><td></td><td></td><td></td><td></td><td></td></tr>
<tr><td>（0）昏迷，无反应</td><td></td><td></td><td></td><td></td><td></td><td></td><td></td><td></td><td></td><td></td></tr>
<tr><td rowspan="4">排泄</td><td>（0）独立完成</td><td></td><td></td><td></td><td></td><td></td><td></td><td></td><td></td><td></td><td></td></tr>
<tr><td>（1）能独立完成，但有频繁上厕所或有腹泻</td><td></td><td></td><td></td><td></td><td></td><td></td><td></td><td></td><td></td><td></td></tr>
<tr><td>（1）入厕时需要协助</td><td></td><td></td><td></td><td></td><td></td><td></td><td></td><td></td><td></td><td></td></tr>
<tr><td>（0）用尿布 / 留置导尿</td><td></td><td></td><td></td><td></td><td></td><td></td><td></td><td></td><td></td><td></td></tr>
<tr><td rowspan="3">跌落过去史</td><td>（1）在住院前有跌落史（近一年内）</td><td></td><td></td><td></td><td></td><td></td><td></td><td></td><td></td><td></td><td></td></tr>
<tr><td>（2）在本次住院期间有过跌落</td><td></td><td></td><td></td><td></td><td></td><td></td><td></td><td></td><td></td><td></td></tr>
<tr><td>（0）没有跌落</td><td></td><td></td><td></td><td></td><td></td><td></td><td></td><td></td><td></td><td></td></tr>
<tr><td rowspan="2">目前用药</td><td>（1）特殊用药：如抗癫痫药 / 阿片类 / 抗惊厥药等</td><td></td><td></td><td></td><td></td><td></td><td></td><td></td><td></td><td></td><td></td></tr>
<tr><td>（0）无特殊用药</td><td></td><td></td><td></td><td></td><td></td><td></td><td></td><td></td><td></td><td></td></tr>
<tr><td colspan="2">总分</td><td></td><td></td><td></td><td></td><td></td><td></td><td></td><td></td><td></td><td></td></tr>
<tr><td colspan="2">护士签名</td><td></td><td></td><td></td><td></td><td></td><td></td><td></td><td></td><td></td><td></td></tr>
</table>

1. 请对上面 5 项进行评估，每项根据病人情况在相应日期栏内“√”最符合的条目，总分为 5 项勾取分数的总和。

2. 评估时机（请填入相应的代码）：入院—A、转入—T、术前—Pr、术后—Po、特殊检查 / 运用镇静药物后—M、发生跌落后—F；以及其他基于护士的临床判断可能存在风险改变的（如疾病突然变化导致虚弱、肌力改变、排泄改变、意识改变等）—O。

3. 若评分≥3分，则为高风险，请于反面在相应日期栏内“√”实施的跌落预防措施。

（续表）

跌落高风险预防措施										
项目内容	日期									
1. 引导患儿及家长熟悉环境										
2. 病床使用双面床栏来确保安全										
3. 使用与年龄相适应的床										
4. 检查环境和设施情况是否完好（如床栏是否能扣住）										
5. 评估家长是否能正确使用床栏										
6. 加强对患儿的评估及观察										
7. 在病人床头悬挂跌落警示标记										
8. 在交班本上记录“病人有跌落的高风险”，每班交班										
9. 夜班时开启夜灯										
10. 孩子坐婴儿车或轮椅上时使用安全带										
11. 告诫孩子不在不安全的地方玩耍，如窗台、椅子										
12. 若患儿需要拉低床栏安置管道或设备，加强巡视										
13. 教育照顾者如何预防孩子跌落										
14. 告知可以走动的孩子穿防滑的鞋子										
15. 根据病人情况给予约束										
16. 转运时有人陪伴，拉起床栏										
17. 其他（请注明）										
护士签名										

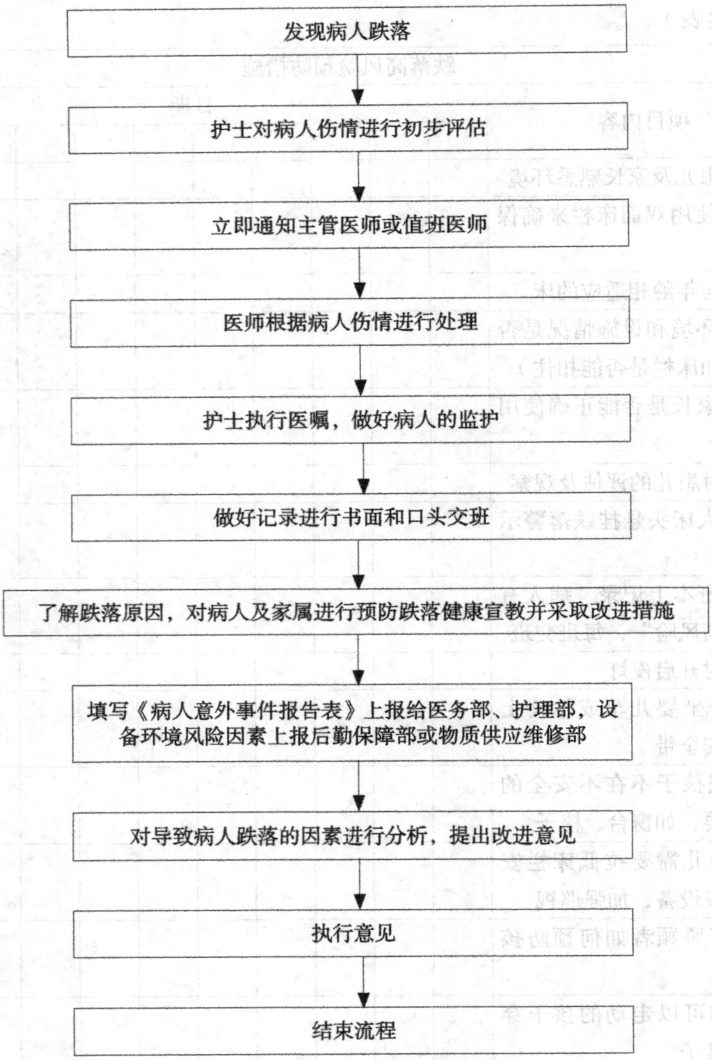

图 5–1　病人跌落后处理流程

（二）患儿丢失的风险管理

1. 医护人员发现或接到家属报告病区病人不见时，应立即电话通知保卫办和监控室，并将病人的特征、性别、大小、衣物和包被的颜色等同时上报。丢失病人科室 / 部门负责人安排其他医护人员马上对该区域进行仔细查找，并不断把最新情况通知监控室。

2. 监控室接到报警后，立即通知保安队长和各门岗保安人员，检查所有抱婴者出院，发现特征相近的病人，马上扣留并通知保卫办和家属前来确认。

3. 保安队长接报后及时组织保安对各区域进行严密的巡查。

4. 保卫办接报后，立即上报后勤保障部、医务部、护理部，由其通知其他病室医护人员在本科室进行查找。

5. 保卫办工作人员利用监控系统监视各区域，发现可疑人员及情况马上通知各岗位围截。在捉拿犯罪分子时，以保护病人不受伤害为首要任务。

6. 犯罪分子挟持病人拒捕时，保卫办要立即报警。

7. 如确认病人已丢失或盗窃者已离开医院，保卫办及时报警和上报院领导。

六、 PICU 患儿的身体约束管理

（一）患儿约束前的评估

1. 首先选择使用身体约束替代方法。如：反复对周围环境进行介绍；语言交流，分散患儿注意力；拉起床栏，防止患儿坠床；改变体位；改变环境布局，减少环境刺激；加强各类导管 / 引流管固定等的维护；改变静脉输液部位等。

2. 如使用以上身体约束替代方法无效时，再评估选择身体约束的指征。如：是否为急性精神紊乱，有神志不清、谵妄、认知障碍、记忆紊乱、定向障碍、明显躁动表现等；是否存在急性攻击行为、不配合医务人员、自我伤害行为、行动减弱或障碍、意图拔除各类置管 / 人工气道、各类置管 / 人工气道有脱落风险等安全问题。

3. 如经评估有以上选择身体约束的指征，则再评估需要使用约束的方法，如：全身约束、肢体约束等。选择合适约束器具，如床单、约束带等。

4. 使用约束前还需评估器具的安全性及适用性，如：约束带大小合适、质量合格等。评估约束部位的局部情况，如：使用约束带约束双上肢，应评估双上肢约束局部的皮肤颜色及完整性等。

（二）约束管理同意书的签署

约束管理知情同意书内详细记录约束的好处与风险；有替代方案；约束成功的机率；约束可能存在的问题；不约束的后果等。向患儿家属详细解释并征得其同意，在签署约束管理知情同意书后，方可使用约束，详见表 5–4。

（三）约束管理记录单的使用及再评估

1. 使用约束过程中，至少每 2 小时松解约束一次，每次 5 分钟。

2. 松解时应观察记录约束肢体颜色、感觉、有无水肿、皮肤是否完整。

3. 松解约束时须有家属或医务人员在场，保证病人安全。

4. 松解时还要再次评估患儿是否可以选择使用身体约束替代方法，以及需要选择身体约束的指征，约束的方法、约束器具等。

表 5–4 某三级医院约束管理知情同意书

科室____床号____姓名________住院号________诊断________
尊敬的家长（监护人）：
您的孩子由于年龄、疾病和治疗的原因，需采取约束固定，在约束期间可能会发生皮肤受损等危险，希望在住院期间能得到您的理解与配合。
1. 您孩子的管床医生________责任护士________。
2. 约束的好处与风险：保证孩子的治疗和护理操作能顺利进行。防止因高热、谵妄、昏迷、躁动、虚弱或其他原因而发生坠床、撞伤、抓伤等意外，确保患儿安全。
3. 替代方案：护士或助理或家属床旁人工约束。
4. 成功机率：只要约束得当，加上护理人员的及时观察和护理，90% 能成功约束孩子。
5. 约束可能存在的问题：皮肤损伤、勒伤、意外拔管
6. 不约束的后果：☐ 不配合医务人员　☐ 意图拔除各类置管 / 人工气道
☐ 各类置管 / 人工气道脱落风险　☐ 自我伤害行为
☐ 急性攻击行为　☐行动减弱或障碍
对以上条款已阅读，☐同意约束　☐不同意约束
家长签名____________与患者关系____________
医师____________护士____________
年　月　日　时　分

七、急危重症患儿的心理压力及应对

重症监护室一般接收 1 月至 14 岁的危重患儿，他们身心的生长发育都不完善。无论从生理或心理上都与成人存在着很大的差异。在临床工作中护士应掌握各阶段小儿的心理特点，有效、针对性地实施心理护理，以减少和消除患儿的不良情绪，使其保持接受治疗和护理的最佳心理状态，促使其早日康复。

（一）婴儿期

1 岁的小儿多依赖父母完成生理和心理需求，住院时易产生分离性焦虑，护士应多抚摸，有时间多抱抱亲近患儿，对小婴儿必要时可使用安慰奶嘴。

（二）幼儿期

1 ~ 3 岁的小儿容易激动，疲劳，易受外界影响而注意力不集中，不稳定等，出入院时产生厌恶、对立、发脾气、大声喊叫、哭闹不休。护士可分散其注意力，允许患儿哭诉或其他方式表达不舒服，必要时允许患儿自己参与操作。

（三）学龄前期

3 ~ 7 岁的小儿正处于幼稚半成熟期，情感不稳定，具有冲动性和易感性，容易受环境的影响。另外对陌生的环境感到恐惧不安。护士应允许患儿自己表达想法和感觉，多与患儿沟通，对配合治疗的患儿给予表扬和奖励。

（四）学龄期

7 岁以上的儿童情感的稳定性和有意性有所增长，产生了一些较稳定的情感，有一定的控制能力，能理解医护人员的语言，并能运用语言来调节情感。有极强的求知欲，有自己的判断力，但自控力差。护士在治疗过程中应解释治疗和护理的意义，允许患儿提问，鼓励患儿主动参与治疗中，给予表扬。

八、患儿家长的心理压力及应对

（一）探视需求

由于危重患儿病情重、基础条件差、造成的医院感染率高，所以 PICU 需要严格管理患儿家长的陪护及探视次数、时间。入院时其父母因告知患儿随时会有生命危险而焦虑万分又同时感到无能为力，担心病情发展得不到很好的照顾。护士应在患儿入院时向家长交代无陪病房的探视制度，并强调科室有医师护士 24 小时看护，消除家长对无陪病房的恐惧。患儿入院时当面给患儿戴好腕带，打消家长担心抱错患儿的顾虑。并告知探视制度，每周一、三、五采用视频监控探视系统，通过电视屏幕播放动态画面，探视时可全方位清楚看见患儿，这样又可有效预防医院感染。对有先天外观缺陷的患儿在探视时应避免其他家长看到而受到歧视，病情允许时可以抱给家长近距离探视，有效解除患儿家长的顾虑。

（二）特殊人群的需求

如高龄产妇、中年得子者、试管婴儿家长、多次流产经保胎治疗才有此子女者，因患儿住院，与患儿分离，且不能提供身体和情感上的需要表示更加忧虑，而这部分家长承担着家庭和社会等多种角色，所受到的各方面的冲击和压力比较集中，身心负担较重，易发生心理矛盾冲突，因而心理需求较高。对于此类家长，医护人员要更加重视，针对性的耐心解释和疏导，使其心理平衡，情绪稳定，以愉快的心态关心患儿，共同渡过危险期。

（三）临终或放弃治疗患儿家长的需求

医护人员对待家长时动之以情，晓之以理，用婉转的语言进行安慰，让家长知道目前的治疗的护理方案是针对患儿病情需要制定的，同时给予心理支持，可根据具体情况用屏风遮挡安排床旁探视或询问家长是否有宗教信仰，对家长合理的要求尽量满足，取得家长的信任。

（四）健康教育需求

采用不同的健康宣教资料和方法进行健康教育，如入院时向家长播放健康教育碟，使其了解病房的医疗环境、设备设施、合理喂养、抚触方法等，以减轻患儿家长的焦虑情绪；探视室的外墙上贴有不同形式的健教资料；探视前30分钟由科室的健教员给家长讲解患儿探视制度、医疗保险基本制度、常见疾病的病因及治疗护理、现场回答家长提出的疑问，并鼓励家长提出宝贵意见并及时回复。入院时告知患儿家长使用自动查询机，可随时了解患儿住院期间的治疗、各种化验结果及费用明细，病情危重的患儿每天可与主管医生沟通病情，主动参与患儿的治疗护理，树立战胜疾病的信心。

第六章

PICU 电子医疗护理文书的管理

电子医疗护理文书是在医疗护理活动中通过计算机、网络形成并由计算机识别、处理、存储在磁盘或光盘等介质上的以数字代码记录信息的文件。与纸质医疗护理文书相比，有自身的特点。由工作人员记录的并且要进入病人病历的各类电子文书，包括门诊或住院医生、护士书写的各种记录、检验检查报告、各种知情同意书、麻醉医生及其他治疗人员书写的各种记录。

医疗护理文书是对患儿问诊、检查、诊断、治疗、护理以及疾病发生发展和转归等全过程详细、系统的原始客观记录。医疗工作中形成的医疗护理文书，它不仅是病情的实际记录，为医疗教学和科研发挥重要作用，而且也是医疗纠纷及诉讼的重要依据。随着我国法制的健全，人们的法律意识不断增强，医疗护理文书已成为处理医疗纠纷的重要法律依据。2002 年 9 月 1 日颁布的《医疗事故处理条例》提出了举证倒置，使医疗护理文书的法律效应更加突出。为此，认真负责、实事求是地书写医疗护理文书，完善医疗护理文书书写规范，及时、准确地按照医疗护理文书书写规范书写医疗护理文书，是防范医疗纠纷的重要措施，同时也将有助于医院质量管理的提高。

电子医疗护理文书的管理包括使用管理制度、新病人入院评估、电子医嘱的处理、电子护理记录的书写、电子病历的书写、病室交接班报告、住院病人的再评估和病案的管理等。

一、电子医疗护理文书的使用管理制度

（一）使用

1. 电子医疗文件的使用资质由人力资源部确定。

2. 系统使用认证：登录系统后，要及时更改系统分配的默认密码，以保证自身用户的安全。登录系统后，如果需要暂时离开所操作的计算机，必须及时退出或注销当前用户，如果由此引起的纠纷，由初始登录系统的人员负责。

3. 文件的书写和安全：严格根据使用人员的级别权限来划分可使用的系统功能，杜绝超限使用和违规电子病历文件的出现。电子病历文件格式和书写时限严格按照《电子病历基本规范》和医院相关规定执行，一旦进行病历审签后，不允许本级医师进行修改，只能通过上级医师修改或医务部门进行批注。

4. 电子医疗文件，即使已通过系统进行电子签名，也必须打印后再进行手工签名，才可进行病案归档。

5. 质控监管：质控部门通过系统对未按时完成、病历文件内容有逻辑性错误、缺少规定书写项目的电子病历文件进行自动核查、评分，并据此根据医院规定进行处罚。通过系统对电子病历进行实时检查，提醒责任医生及时进行修改，提高电子病历质量，避免错误发生。

（二）管理

1. 电子医疗文件的存储和管理由信息中心负责。

2. 电子医疗文件统一存放于医院的服务器中，不允许存放于各客户端，文件归档后，不可进行修改。电子医疗文件的保存时限要符合国家的相关规定，归档的住院电子病历，保留时间不少于30年；门、急诊电子病历，保留时间不少于15年。

3. 电子医疗文件的拷贝和调阅：任何员工不得私自向他人传播，禁止备份、复制、打印和保留病人的电子医疗文件。只允许系统授权的医护人员调阅电子医疗文件，对于需要调阅已打印的电子医疗文件的，须经医务部门批准。

二、新病人入院评估

1. 所有住院病人均须进行入院初始护理评估。入院初始护理评估由取得护士执业证的护士在病人入院24小时内完成。

2. 评估内容包括生理、心理、社会、营养、功能、疼痛等内容，详见表6–1。

3. 采取询问病史、观察、体格检查等方式获得评估资料，并记录在《病人入院初始护理评估单》中。对资料进行综合分析，了解病人的需求，根据病情轻重缓急给予及时的处理。病人如有疼痛，按疼痛评估制度进行评估，根据疼痛程度及时通知医师进一步评估和处理，并做好记录。营养和功能评估由医师执行，对存在营养风险、功能康复需求的病人，提出会诊申请，由具有相应资质的专业人员进行评估，详见表6–2和表6–3。

4. 如为特殊人群，需按特殊人群评估表进行评估，详见表6–4。

5. 记录要真实、准确、及时，项目齐全，不得随意涂改。

6. 入院评估流程图，详见图6–1。

表6–1　病人入院初始护理评估单

床号______ 姓名______________ 性别______ 年龄______ 住院号____________
初步诊断：____
一般资料
入院时间：______年____月____日____时____分　入院方式：□步行 □抱入 □平车
资料来源：□病人 □家属 □知情者 □各种资料 □护理体检
家族史：□无 □有______________过敏史：□无 □有______________
传染病史：□无 □有（□流感 □痢疾 □传染性肝炎 □流行性腮腺炎 □水痘 □猩红热 □麻疹 □其他______________________）
预防接种史：□卡介苗 □乙肝疫苗 □百白破混合制剂 □小儿麻痹糖丸 □麻疹疫苗 □乙脑疫苗 □流脑疫苗 □其他
社会经济评估
国籍________ 出生地________ 民族________ 文化程度________
生活环境：□入学 □入托 □家居 □寄居
居住状况：□平房 □楼房层（电梯□有 □无）□与父母同住 □与祖父母同住 □寄宿亲戚家
抚养人：□父母 □兄长 □（外）祖父母 □亲戚 □福利院
□其他______________ 联系人：______________ 电话：______________
宗教信仰：□无 □有（□佛教 □道教 □伊斯兰教 □天主教 □其他________
请到病房（□需 □否）
生活需求：□无 □有（□亲属陪伴 □听音乐 □看电视 □其他______________）
费用来源：□公费 □自费 □省医保 □市医保 □新农合 □社保 □商业保险 □其他：________
家长对将要接受的医疗服务是否有经济的忧虑：□是 □否

（续表）

家长对所患疾病的认识：□认识 □不能正视 □隐瞒 □否认（拒绝） □迷惑 □疑问 □愤怒

特殊人群：□否 □是（□被动吸毒 □酗酒 □绝症 □受虐者 □受歧视 □长期疼痛）

身体评估

T（P、R、Bp）、体重详见“三测单”。身高________ 头围________

神志：□清楚 □嗜睡 □昏迷 □昏睡 □谵妄 精神状态： □好 □一般 □差

定向力（7 岁以上病人评估此项）：□准确 □不准确 □障碍

皮肤颜色：□正常 □异常________ 口腔黏膜：□正常 □异常________

皮肤弹性：□正常 □差 完整性：□正常 □异常（□压疮 □潜在压疮危险 □其他：________）

排便：□正常 □异常 次数________次 / 天性状________

排尿：□正常 □异常 描述：________

肛周皮肤：□正常 □异常________

营养评估

喂养方式：□母乳 □人工喂养 □混合喂养 □（成人饮食）普食

添加辅食：□否 □是 月龄________食物（□米汤 □饼干 □鸡蛋 □菜泥 □稀饭 □其他________）

是否属于下列情况：□营养不良 □较大手术病人 □清流汁 / 禁食 5 天以上 □体重急剧下降 □吞咽或咀嚼困难 □急慢性肾衰 □尿毒症 □糖尿病 □各脏器功能衰竭

在营养评估中如出现上述中的一项者，说明存在营养问题的可能。

专业营养师评估需求：□是 □否

疼痛评估

疼痛：□无 □有（疼痛部位________，疼痛程度________）

功能评估

高危病人：□否 □是（□骨关节大手术后 7 天以内 □意识不清或思维混乱 □需要协助 □活动受限）

活动状态：□自如 □障碍 □肢体瘫痪（□左上 □左下 □右上 □右下） □其他：________

自理能力：□需要帮助 □依赖他人 □其他：________

睡眠：□正常 □易醒 □失眠 □多眠 □其他：________

专业康复师评估需求：□是 □否

心理评估

是否属于下列情况：□否 □是（□紧张 □抑郁 □恐惧 □有重大精神创伤 □家长情绪不稳 □家长对病人疾病紧张 □家长脾气暴躁 □家长忧虑、焦虑 □其他：________）

跌倒风险评估
□无 □有（病人跌倒评分：无风险 = 0 分，有风险= 1 分以上 总分________）
病人接受健康教育能力及需求评估（9 岁以上病人评估此项）
学习准备：□接受 □漠视需要 □没有兴趣 □拒绝 □不合适
病人语种：□普通话 □粤语 □英语 □其他：________________
影响学习障碍：□没有 □语言 □说话 □视力 □听力 □情感 □长期疼痛
□智力障碍 □其他：____________
喜爱的教育方式：□口头 □文字材料 □看录像 □听讲座 □电话 □其他：______
特殊性需求：□无 □有（□唇读 □盲文 □外语交流 □身体语言 □其他：_____）
教育措施需求：□交谈 □安抚 □看护 □搂抱 □抚触 □其他____________
家长或陪伴者接受健康教育能力及需求评估
学习准备：□接受 □漠视需要 □没有兴趣 □拒绝
语种：□普通话 □粤语 □英语 □其他：________________________
影响学习障碍：□没有 □语言 □说话 □视力 □听力 □情感 □长期疼痛
□智力障碍 □其他：______________
喜爱的教育方式：□口头 □文字材料 □看录像 □听讲座 □电话 □其他：_____
特殊性需求：□无 □有（□唇读 □盲文 □外语交流 □身体语言 □其他：____）
教育措施需求：□疾病知识 □喂养知识 □针对性教育 □其他____________
出院评估
生活自理能力：□自理 □部分协助 □完全依赖
住院后去向：□回家 □康复疗养院 □儿童福利院
照顾人：□父母 □（外）祖父母 □保姆 □保育员 □其他人员
责任护士：________日期时间：________主管医师：________日期时间：______

表 6-2 病人营养异常风险管理记录

<table>
<tr><td colspan="2">某三级医院
病人营养异常风险管理记录</td><td colspan="10">姓名： 科室 / 床位：
性别： 住院号：
出生日期： 页码：</td></tr>
<tr><td colspan="12">诊断__________入院日期__________手术 日期__________
转归：□ 1. 好转 □ 2. 未改善 □ 3. 恶化 日期__________</td></tr>
<tr><td colspan="12">**营养异常风险评估（STAMP）**</td></tr>
<tr><td rowspan="2">项目</td><td>日 期</td><td></td><td></td><td></td><td></td><td></td><td></td><td></td><td></td><td></td><td></td></tr>
<tr><td>评估时机：A—入院、T—转入、F—禁食禁水三天及以上、Po—大手术（开腔）后三天及以上、O—其他______</td><td></td><td></td><td></td><td></td><td></td><td></td><td></td><td></td><td></td><td></td></tr>
</table>

（续表）

营养不良	（0）不存在（详见附表）										
	（2）可能存在（详见附表）										
	（3）肯定存在（详见附表）										
营养摄入	（0）饮食无变化且营养摄入良好										
	（2）最近1周内摄入减少一半以上										
	（3）3天内无营养摄入										
生长情况	（0）正常身高体重										
	（1）身高 / 体重＜2个标准差										
	（3）身高 / 体重＜3个标准差										
总分											
护士签名											

1. 请对上面三项进行评估，每项根据病人情况在相应日期栏内“√”最符合的条目，总分为三项勾取分数的总和。

2. 评估时机（请填入相应的代码）：入院—A、转入—T、禁食禁水三天及以上—F、大手术（开腔）后三天及以上—Po；以及其他基于护士的临床判断可能存在风险改变的（如体重急剧下降、肝 / 肾等严重器质性疾病等）—O。

3. 若评分≥4分，则为高风险，请于反面在相应日期栏内“√”实施的营养异常高风险预防措施。

附表：

无营养不良指征	可能存在营养不良指征	肯定存在营养不良指征
门诊手术 小手术 营养调查	饮食行为问题 先心病 脑瘫 唇裂和腭裂 腹腔疾病 中手术 糖尿病 胃食管反流 神经肌肉病 单一的食物过敏 / 不耐受	肠衰竭、顽固性腹泻 烧伤及严重创伤 克罗恩病 囊性纤维化 吞咽困难 肝脏疾病 大手术 多种食物过敏 / 不耐受 积极治疗中的肿瘤 肾病 / 肾衰竭 骨髓移植 早产儿

营养异常高风险预防措施										
项目内容	日期									
1. 告知主管医师 STAMP 评分										
2. 根据医嘱 / 营养师建议给予饮食										
3. 根据医嘱 / 营养师建议给予鼻饲										
4. 根据医嘱 / 营养师建议给予肠外营养										
5. 协助患儿进食										
6. 营养和饮食指导										
7. 鼓励家属提供患儿喜欢的饮食										
8. 鼓励 / 协助患儿两餐间适当活动										
9. 根据医嘱抽取营养检测检验指标										
10. 检测患儿营养摄入										
11. 检测患儿出入量										
12. 使用 STAMP 量表复评估										
13. 其他（请注明）										
护士签名										

表 6-3 住院病人营养专业评估表

病室____ 床号____ 姓名__________ 性别___ 年龄_____ 住院号______________

入院日期____________________________

主要诊断____________________________

一、主观资料

1. 饮食：□母乳 □配方奶 □混合 □辅食 □普食 其他______________

2. 一周内进食量是否减少（□是 □否）如果减少：

较前减少 □ 25 ~ 50% □ 51 ~ 75% □ 76 ~ 100%

3. 胃肠道情况：□恶心 □呕吐 □腹泻 □便秘

4. 咀嚼和吞咽困难：□有 □无

二、客观资料

1. 人体测量：身高_______ cm 体重________ kg 身高比体重（%）________

BMI__________kg/m^2（年龄 5 岁以上适用）

2. 近期（1 ~ 3 个月）体重是否下降？（□是 □否）若是体重下降 kg

体重下降＞5% 是在 □ 3 个月内 □ 2 个月内 □ 1 个月内

三、实验室检查

1. 白蛋白（ALB）：□ 3.0 ~ 3.5g/L □ 2.5 ~ 2.9g/L □＜ 2.4g/L

2. 前白蛋白（PA）：________mg/L

3. 总淋巴细胞计数：□ 1.2 — 2.0 × 10^9/L □ 0.8 — 1.2 × 10^9/L □＜ 0.8 × 10^9/L

营养风险评估结果：轻□ 中□ 重□

营养治疗方案：

____

____

____

____

____

____

____

____

____

____

____

____

____

评估人：__________________ 评估日期：______年____月___日

表 6–4 特殊人群评估表

姓名______ 年龄________ 性别____ 科室____ 病区_____ 床号___ 住院号 ________
被动吸毒人群：□否 □是
母亲吸毒持续时间：__________ 毒品名称：__________ 使用剂量：__________
母亲吸毒频度：□偶尔吸毒 □经常吸毒 吸毒方式：□吸入 □经口服用 □静脉注射
母亲是否进行过正规戒毒治疗：□否 □是 效果 复吸现象：□有 □无 □不清楚
抗 HIV：□阴性 □阳性 □未查清或不清楚；HBsAg：□阴性 □阳性 □未查或不清楚
处理措施：□提请责任医师关注 □心理护理 □必要时限制病人行为护理措施
□其他：__________
醉酒人群：□否 □是 与患儿关系：□父亲 □母亲
饮酒持续时间：_____年，饮酒量：_______ 饮酒习惯：________
酗酒原因：□职业需要 □酗酒成瘾 □心理创伤或压力 □其他：
醉酒情况：□无 □很少 □偶尔 □经常。心理压力：□无 □少 □大 □很大
绝症人群：□否 是□
原发疾病名称：______________ 诊断时间：______年______月
诊断手段：□临床诊断 □病理诊断 □手术诊断 □影像学诊断 □检验诊断
□其他：__________
目前对病人产生重大影响的主要症状：□疼痛 □恶心 □呕吐 □腹胀 □腹泻 □水肿 □呼吸困难 □心悸气促 □发热 □昏迷 □其他：__________
病人病情对其本人及家属造成的心理影响：□无 □有一点 □很大 □非常大
病人及家属对死亡前的抢救态度：□抢救已无实际意义 不要求进行复苏抢救
□按医院工作程序进行抢救 □尽医院最大努力不惜一切代价抢救
处理措施：□提请医师关注 □心理护理 □对症治疗 □临终关怀措施 □其他：_____
长期疼痛人群：□否 □是
引起长期疼痛的原因是：□恶性肿瘤 □泌尿系结石 □胆道结石 □血管性疾病 □神经性疾病 □运动系统疾病 □慢性肠梗阻 □其他______
疼痛对病人的影响程度：□影响工作 □影响生活感到苦恼 □严重影响生活 感到非常痛苦 □痛不欲生 只想以死解脱
病人一周内使用过的止痛药物：□吗啡 □杜冷丁 □强痛定 □曲马多 □其他______
对止痛治疗的反应：□无效 □有效 □非常有效
病人对止痛药成瘾可能性：□有 □无 □不确切
病人夜间睡眠：□正常 □失眠轻 □常失眠 □严重失眠
处理措施：□提请医师关注 □心理护理 □对症治疗 □疼痛培训 □其他______
受虐待、受歧视人群：□否 □是
受虐待、受歧视的原因：□生理缺陷或畸形 □智力低下 □性别歧视 □家族背景 □种族 □其他：__________
虐待、歧视来自于：□社会 □学校 □家庭 □其他：__________
病人对虐待、歧视的反应：□抗争 □复仇 □沉默 □容忍 □其他：__________
处理措施：□提请医师关注 □心理护理 □生活护理 □其他：__________
医师签名：__________ 评估护士：__________ 评估日期及时间__________

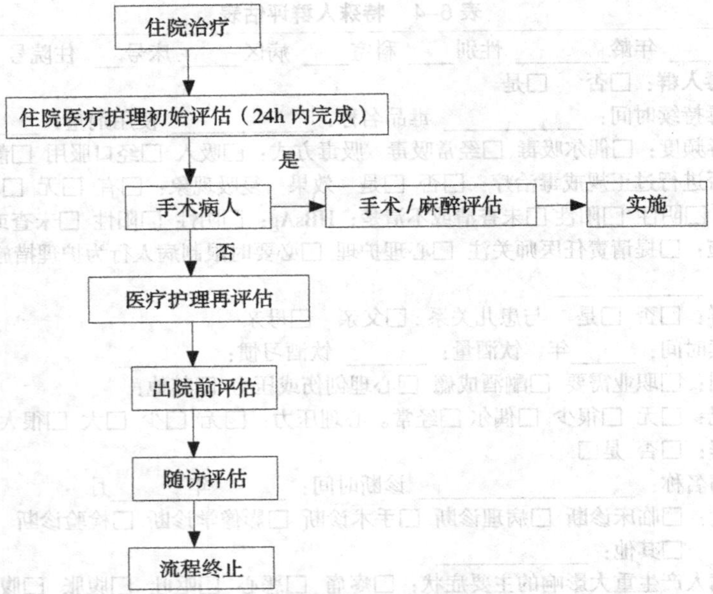

图 6-1 住院病人评估流程图

三、电子医嘱的处理

1. 医生开出医嘱复核后提交到护士工作站，护士登陆护士医嘱系统，提取医嘱变更单检索新增医嘱并审阅，按轻重缓急分类处理，优先处理立即执行（ST）的医嘱，及时处理出院、转科和入院医嘱。

2. 根据医嘱类型打印或转抄执行卡，如直接打印变更单，打印前认真审阅医嘱，如有疑问与医生沟通无误后再打印，并与医嘱单核对签名后执行。如为手抄执行卡，须经另一人核对无误签名后方可执行。原则上执行卡能打印的，不手工转抄，以减少笔误。

3. 静脉用药医嘱的处理：所有静脉注射及输液医嘱首先生成药品，检索打印当日新增（长期 / 临时或全部）输液卡，需做皮试的医嘱手工填写“皮试（ ）”字样，再将输液卡与医嘱变更单逐条核对无误后签名并在电脑上确认变更该条医嘱，交执行护士执行。核对重点为床号、姓名、液体组数、药物剂量、滴数、给药方式、皮试结果。如医嘱有疑问或错误，先不确认变更该医嘱，与医生沟通无误或更改医嘱后，再重新打印、核对、确认变更与执行。

4. 长期医嘱副治疗先转抄至副治疗卡上，再打印变更单并与医嘱单核对签名后交责护执行。各科根据科室特点可打印雾化卡、口服卡、饮食卡、护理卡等。

5. 停止医嘱：先打印需停止的液体医嘱变更单到治疗室停止相应输液卡上该项输液医嘱并注明停止时间，请另一人核对；停止副治疗先在副治疗卡上注销，并通知责护停止执行，再在电脑上确认变更该医嘱。

6. 更改医嘱：更改静脉用药医嘱时，先打印更改的新输液卡，并在输液卡上注明“更改医嘱”字样，核对无误后签名在电脑上确认变更该医嘱，再在原输液卡上停止该组液体并注明时间，请另一人核对后执行。更改副治疗时，先在副治疗卡上更改并通知责护核对后执行，再在电脑上确认变更该医嘱。

7. 非静脉用药临时医嘱直接打印变更单，与医嘱单核对无误后签字交责护执行。

8. 核对、执行中如遇需皮试的药物无结果时，必须先确认是否已做皮试及皮试结果，无误后再记录于电脑长期医嘱单上。

9. 各类检查护士见申请单后再确认变更该条医嘱，以免遗漏。

10. 可打印条码的检验项目，审阅医嘱后确认变更该医嘱，再打印检验条码，执行前与病历仔细核对条码各项内容无误后执行。检验项目中除大、小便标本的条码单无法竖式粘贴外，其他项目请竖式粘贴，以方便相关科室计费。有血涂片标本时，将玻片放于空药盒内，条码单粘贴于药盒外。

11. 医嘱处理完毕，生成所有药品和诊疗项目，提交领药单和退药单，到药房领药。

12. 每班下班前检索当班新增“医嘱变更单”和“输液卡”，并确认是否已执行。注意核查医生撤销的医嘱。

13.P（或 N）班打印全科病人的输液执行卡及各类执行卡（静推卡、肌注卡、雾化卡、口腔 / 眼部护理卡、饮食卡等），与医嘱仔细核对无误后签名。输液执行卡的核对重点为住院病人。

四、电子护理记录的书写

1. 护理记录书写内容应当与其他病历资料有机结合，相互统一，避免重复和矛盾。书写护理记录应当客观、真实、准确、及时、完整、规范。

2. 护理记录由注册护士书写，也可以由实习护士、试用期护士书写，但应有本科室注册护士审核并签名。进修护士经医疗机构确认其具备胜任本科室工作实际能力后可以书写护理记录。

3. 护理记录签名应当使用蓝黑墨水、碳素墨水笔书写。电子病历应当按照规定的内容录入及时签名，打印的记录应当符合病历保存的要求。

4. 护理记录书写应当文字工整，字迹清晰，表述准确，语句通顺，标点正确。书写过程中出现错字时，应当用双横线画在错字上，在画线的错字上方用同色笔更正，注明修改时间并签全名，保留原记录清晰可辨。不得采用刮、粘、涂等方法掩盖或去除原来的字迹。

5. 护理记录书写应当按照规定的内容书写，无遗漏，必须签全名。

6. 因抢救病人未能及时书写护理记录时，当事护士应当在抢救结束后 6 小时内据实补记，并加以注明。

7. 电子护理记录单书写按专科护理记录单书写护理记录，记录应准确、及时、简洁。记录范围包括病危、病重、医嘱有具体监测内容的病人，病情变化、需要监护的病人，全麻手术后、需观察带管情况的病人。病重病人至少每天记录一次，病危病人至少每班书写护理记录一次，所有病人发生病情变化或意外时随时记录，记录内容包括病情观察、护理措施及效果、需要说明的特殊情况等。

五、 电子病历的书写

（一）电子病历的书写要求

1. 每位来医院进行功能评估、体检、诊疗的病人或体检者均设立标识唯一的门诊诊疗卡或住院号，住院病人建立的住院病历。

2. 医务人员将通过问诊、查体、辅助检查、治疗、护理等医疗活动获得的有关资料，进行归纳、分析、整理，形成客观、真实、准确、及时、完整、字迹清楚、用词规范的医疗活动记录在病历中。

3. 只有取得《医师资格证》、《医师执业证》的本院医师和经授权的外院进修医师可以书写病历，其他医师所写病历必须经上级医师签字认可。

4. 病历书写原则上按《病历书写规范与管理规定及病例（案）医疗质量评定标准（修定版）》要求实行，所有病人每日至少一次病程记录，首次病志中的诊疗计划必须包含出院计划。

5. 病历书写分四部分说明：门诊病历书写规范、急诊病历书写规范、医师住院病历书写规范、护理住院病历书写规范。

6. 病历归档时间规定：住院病历要求在病人出院后 24 小时内完成归档。住院病历经各级医师签署首页并归档后，不得再做修改。

7. 病历质量评分：电子病历设置病历质量自动评分系统，对全院住院病历进行自动评分。

8. 住院病历归档排序：打印出来的纸质住院病历在病人住院期间和出院后按照不同的顺序排列整齐，出院时主管医师整理所有病历资料，并将每种文书页数填写在排序表中归入住院病历。

9. 保存期：住院病历保存 30 年。

10. 医疗文件的书写，应与各级医务人员职责及相应文件书写要求相适应。

（二）住院病人病历排序

1. 住院期间排序

（1）体温单（按日期先后倒排）。

（2）长期医嘱单（按日期先后倒排）。

（3）临时医嘱单。

（4）入院记录。

（5）住院计划单。

（6）病程记录（按页数次序顺排）。

（7）有手术时，按时间次序顺排：住院病人术前评估记录、麻醉前评估记录单、麻醉计划单、麻醉记录单、麻醉术后（镇痛）随访记录表、手术记录单、术后病程记录（如再有手术，应按前述顺序顺延）。

（8）特殊治疗记录单（按日期先后倒排）

（9）会诊记录单（按会诊日期先后顺排）。

（10）影像学检查报告单（按检查日期先后顺排）。

（11）病理检查报告单（按检查日期先后顺排）。

（12）特殊检查报告单（如心电图、其他心功能检查报告、肺功能检查报告、骨密度检查报告、超声检查报告、放射性核素检查等，按检查日期先后顺排）。

（13）输血记录单（按日期次序粘贴于化验粘贴单上）。

（14）检验报告单（按报告日期顺排，三大常规在前，生化免疫等在后）。

（15）健康教育记录。

（16）各种知情同意书（包括住院合约、特殊检查知情同意书、手术知情同意书、麻醉知情同意书等，按日期先后倒排）。

（17）疼痛评估单；心理评估单；营养评估单。

（18）各种护理记录单（正在进行护理时放在特护夹内）。

（19）各种医嘱执行单（长期医嘱服药执行单、长期医嘱用药执行单、临时医嘱再用药执行单、临时医嘱治疗护理执行单）。

（20）病案首页。

（21）住院病案归档排序表。

（22）门、急诊病历。

（23）住院病人统计卡。

2. 转科后病历排列次序

（1）转出科室的转出记录。

（2）入院记录。

（3）病程记录顺序后推，排于转入科的转入记录、病程记录之后。

（4）如为转往外院的，其转诊记录单排于出院记录后面。

3. 出院后病历排列次序

（1）病案首页。

（2）出院记录／死亡记录。

（3）转诊记录／死亡病例讨论记录。

（4）入院记录。

（5）住院计划单。

（6）病程记录（包括手术后病程记录）。

（7）住院病人术前评估记录。

（8）择期手术麻醉前评估及再评估记录单／分娩镇痛术前评估表。

（9）麻醉计划单。

（10）麻醉记录单。

（11）麻醉科术后（镇痛）随访记录表。

（12）手术记录单。

（13）各种知情同意书（包括住院合约）。

（14）特殊治疗记录单。

（15）会诊记录单。

（16）影像学检查报告单（如X线、CT、MRI、ECT检查报告）。

（17）病理检查报告单（包括尸检报告）。

（18）功能检查报告单（如心电图检查报告、心功能检查报告、肺功能检查报告、骨密度检查报告、超声波检查报告、腔镜检查报告等）。

（19）输血记录单。

（20）检验报告单。

（21）健康教育记录。

（22）长期医嘱单。

（23）体温单。

（24）输液、输血反应报告表。

（25）住院病人初始护理评估单。

（26）疼痛评估量表及疼痛处理记录单。

（27）护理记录单。

（28）病情观察记录单。

（29）液体出入量记录单。

（30）病人转科交接记录单。

（31）手术前护理探访记录单。

六、病室交接班报告

1. 科室护理交班志：在交班前1小时开始书写，要求字迹工整、陈述清晰、主次分明、重点突出。详细记录危、重、新及手术前后病人情况和注意事项。交班报告上还应详细记录病人流动情况。每班值班护士均应在上面双人签名。

2. 科室医生交班志：病房值班医生应交接本科室病人的基本病情、病人总数、出入院情况、病人病情变化、需要下一班医生继续进行的诊疗等均应详细交班，登记于"医生交接班记录"上，交接班医生均应在上面签名。

七、住院病人的再评估

1. 住院病人再评估内容：医生对住院病人的再评估记录在病程记录中，护士对住院病人的再评估记录在护理记录单中。医疗再评估按病历书写规范要求进行。其内容至少包括：症状体征的变化，各项辅助检查结果的判断与分析，判断治疗决策是否恰当，治疗方案对病人是否合适，治疗效果是否满意，病人对治疗的反应如何，诊断是否需要修正，病人疼痛是否得到控制或改善，病情发展变化情况，下一步治疗安排，与病人家属谈话的背景及内容，病人及家属对医疗服务的满意度，病人是否符合出院标准，病人康复情况等。但在病程记录或护理记录单中，只要求记录以上内容中有变化或必要的内容，详见表6-5。

2.住院病人再评估频度：急性期病人每天至少评估一次并记录。当病人的治疗、检查、病情有变化时，随时记录。康复治疗病人、处于稳定期的慢性病人，当其生命体征正常、诊疗方案没有更改，没有停止或新开医嘱、当日没有进行辅助检查并无检查结果回报时，病程记录可3天记录一次。每30天应按要求记录一次病程小结。护理再评估病重病人每天评估记录一次，病危病人至少每班评估记录一次，所有病人有病情变化时及时评估记录。

3.其他专科评估：在住院病人再次评估过程中，如果确定病人有非本专业的其他专科评估需求，根据医院会诊制度进行相关专业评估，并将会诊评估情况记入病历。

4.病人评估资料的利用：责任医疗、护理小组及参与评估的其他相关人员应一起及时对每一个病人的评估结果进行分析，确定病人的医疗和护理需求，满足病人需求首先要考虑病人的紧急需求。如果病人需求不明确或在满足病人需求遇到困难时，应及时请示科主任、护士长，必要时进行全科讨论分析以满足病人需求。如果科内无法满足病人需求，应及时请示医务部和护理部，医务部和护理部应根据病人的具体情况作出计划和安排。再评估及进行评估结果分析时要充分尊重病人及家属的权利，在适当的时候让其参与，告知评估结果及任何确定的诊断，告知医疗护理计划，并参与决定需求的优先级。

5.评估记录及保存：病人的所有评估都必须在医院规定的时间内完成并记录，所有评估的表格、记录均应按照医院要求保存在纸质病历或电子病历中，以便为病人提供医疗护理服务的人员随时获取。

表 6–5　病人评估项目一览表

评估项目	评估人	完成时间	评估内容及要求	记录评估单
护理初始评估	病房护士	入院 24 小时内	按要求书写	入院病人护理评估单
护理再评估	病房护士	病重病人每天一次，病危病人至少每班一次，所有病人有病情变化随时评估	生命体征和重要症状体征进行评估，特殊治疗，特殊检查，特殊用药或手术前后应及时记录	护理记录单
医疗初始评估	病房医生	入院 24 小时内 入院 8 小时内	按要求书写	入院记录 首次病程记录
医疗再评估	病房医生	急性期病人每天一次，急危病人随时记录，超过 30 天应进行病程小结	病情变化、治疗方案、治疗效果、病人对治疗反应、治疗过程等	病程记录单 病程小结

八、病案的管理

（一）病案的归档

1. 出院病案应于 24 小时内全部收回到病案室。严格执行病案院内交接制度，将按时收回的病案进行审核、整理、装订、核对、归档和保管工作。

2. 每日及时输入、审核各医疗科室的医疗信息，确保日报、月报数据的准确性，按时公布全院病案归档情况。

3. 遵守病案资料保密制度，确保病人信息的保密性。

4. 凡再入院病人由主班护士向病案室查询前次住院号，不允许一人多号发生。

5. 住院病人纸质病历保管年限不少于 30 年。

6. 外单位（个人）查询病案资料及数据，必须凭介绍信和出示有效证件等，经医务部审批后病案室方可接待。

（二）病案借阅

1. 医务人员凡其他目的使用病案者，一律在病案室查阅，不得私自拿取病案。

2. 未经批准，任何人不得拷贝、复印、拍照、扫描、截屏病案资料。

3. 非医护人员，不得查阅病案。进修医务人员须经所在科主任书面批准后查阅。

4. 出院病案原则上不外借。再入院者凭住院证由本院医师办理借阅手续；特殊情况需外借非再入院病案者，由本科医师经科主任书面批准，通过医务部审批后方可借出；外借病案须在一周内归还。

5. 因职称评定需借用病案者，凭人力资源部出具的证明，按规定数目办理借阅手续。

6. 借出病案归还时，需检查病案的完整性，是否篡改、涂改、转借、拆散、换页、加页或丢失。未经许可，将病案带出病案室或将病案转借他人丢失者，除追还外，予以处罚。

7. 司法机关、保险公司、社会保障等机构凭单位介绍信并出示有效证件，经医务部审批同意后，方可调阅相关病案资料和数据。

（三）病案资料复印与封存

1. 根据 2002 年 9 月 1 日国务院颁布实施的《医疗事故处理条例》规定，患儿家属有权复印或者复制其门诊病历、住院志、体温单、医嘱单、护理记录单、化验单（检验报告）、医学影像检查资料、特殊检查同意书、手术同意书、手术及麻醉记录单、病理资料等国务院卫生行政部门规定的其他病历资料。复印或者复制病历资料时，应有患儿家属在场。医院可以按照规定收取工本费。病案资料的复印由本室人员操作，不得复印非法定内容的病案资料。

2. 凡来本室复印病案资料者（包括病人、病人亲属、公检法、医疗保险、社会保障等机构和个人），必须持有经我院医务部审批的有效证件、病历复印申请单，方可复印病案相关资料。

3. 复印的病历资料核实无误后须加盖病案复印专用章方可生效。

4. 发生医疗事故争议时，医务部和病案室人员应在病人或者其监护人在场的情况下封存死亡病例讨论记录、疑难病例讨论记录、上级医师查房记录、会诊意见、病程记录等。封存的病历可以是复印件，由医院保管。

（四）纸质电子病历管理

1. 出院病人纸质电子病历经上级医师审核确认后归档。纸质病历归档后由病案室按各项制度统一管理。

2. 纸质电子病历属永久性保存，采用 A4 纸，字体、字号及排版格式按卫生部要求，装订以左边和顶边为准。

3. 电子病历的修改、归档必须和纸质病历同步进行。在电子病历的法律效应生效之前以纸质病历为主，并严格按照卫生部关于《电子病历基本规范》的要求执行。

第七章

医院感染的预防与控制

众所周知，PICU 的创建与完善对提高危重患儿抢救成功率和治愈率、降低死亡率，起到了至关重要的作用，甚至是无法替代的作用，但伴随着 PICU 出现的一些新问题不断发生，其中医院感染已成为影响医疗质量的重要问题。在我国曾发生一些严重的医院感染暴发事件，例如 1998 年深圳手术切口分枝杆菌感染暴发、2003 年春举世震惊的 SARS 疫情、2004 年黑龙江输血感染艾滋病事件、2005 年 12 月安徽宿州眼球事件、2008 年 9 月西安新生儿感染事件、2009 年 3 月天津蓟县新生儿感染事件和山西血液透析感染事件等触目惊心的医院感染，引起社会广泛的关注和不良影响。

医院感染的问题得到了从中央到地方各级卫生部门的高度重视，建立了全国和省市医院监测网，建立了学会、委员会、质控中心，各级医院感染管理委员会，重视规范化管理等，使医院感染管理取得了卓著的成效。

然而，由于 PICU 收治对象系危重病人，其自身抵抗感染能力低下，因而医院感染的发病率仍较高。同时，PICU 人流动性大，一旦病情稳定，就需转至有关科室继续接受诊疗和护理，随着患儿的转出，可将 PICU 的耐药菌株携带至转入科室，造成 PICU 医院感染在院内扩散，甚至暴发流行。PICU 医院感染不但增加病人痛苦和家庭经济负担，延长住院时间，大量消耗有限的医疗资源，而且可导致抢救失败，促成病死率和致残率上升；同时，还阻碍现代医疗科学技术的进一步发展。因此，预防和控制 PICU 医院感染具有重要的现实意义和前瞻性意义。

一、PICU 医院感染的危险因素

（一）宿主因素

PICU 患儿免疫系统发育尚未成熟，而且基础疾病严重，复杂且多变，各器官功能及营养状况差，免疫机制低下，极易招致感染。而医院是各种病原微生物流行的场所，如果患儿住院时间越长，受感染的机会会越多。

（二）侵入性诊疗操作

各种先进的监测治疗技术使侵入性有创伤口日益增多，从而成为患儿易发生院内感染的直接原因。有资料显示：侵入性诊治手段增多，使用医疗器械而发生感染者占医院感染的 45%。如内窥镜、泌尿系导管、动静脉导管、气管切开、气管插管等侵入性诊治手段，不仅可能把外界的微生物导入体内，而且损伤了机体的防御屏障，有创伤口的增多，增加了菌血症发生的可能，使病原体容易侵入机体。

（三）药物的应用

1. 麻醉药，镇痛剂，镇静剂：抑制其咳嗽反射和吞咽反射，使呼吸道分泌物滞留并被误吸而引起下呼吸道感染。

2. H_2- 受体阻滞剂及抗酸剂：使胃液酸度下降，造成胃腔细菌定植增加，并逆向定植于口咽部及气管，再经误吸这些病原菌的口咽部及气道分泌物而引发下呼吸道感染。

3. 抗菌药物：由于大量广泛滥用，可诱导产生耐药菌株，干扰人体微生态平衡而引起内源性感染。

4. 免疫抑制剂，抗肿瘤药物：抑制机体免疫功能。

5. 输入的液体、药物被污染，可引起全身性感染。

（四）环境的特殊性

病房所处位置相对闭塞，通风换气不良，空气污浊；仪器设备多、洗手设施简陋、治疗操作量大、医务人员查房频繁等，造成空气、物表清洁消毒困难；出入通道的混用等都是 PICU 院内感染的危险因素。

（五）完全胃肠外营养治疗引起菌群失调

完全胃肠外营养已成为许多危重患儿的重要治疗手段，因正常胃肠道功能废弃，导致肠道内厌氧菌生长过度，有些患儿应用后可引起肝功能异常，从而引起感染。

（六）医务人员因素

医务人员感染监控的思想认识和消毒隔离制度执行的好坏直接关系到控制院内感染的质量问题。工作人员的手是造成院内感染的主要传播途径，约占30%。有资料表明，医护人员的手在接触患儿2 ~ 5 h后，仍可查出病原菌，因此医护人员的手不仅传播病原菌，还可成为病原传播储藏所。医护人员的无菌观念不强，PICU病房工作繁重，抢救生命时需要快速，往往造成无菌操作不严格，为继发感染埋下隐患。

（七）医疗仪器消毒与灭菌不彻底

1.PICU配备先进的仪器设备，某些仪器因材料特殊，无法彻底消毒。

2. 长期存放使用，增加感染源和感染机会。

二、PICU医院感染的预防与控制

（一）合理布局，改善空气质量

PICU设置的位置，总体布局、建筑设计与设施及病室布局等方面既要便于抢救，方便观察和护理，又应有利于预防和控制医院感染（详见第一章相关内容）。监护室、隔离室每日晨、晚通风各一次，每次30分钟。开启空气消毒机消毒空气每日两次，每次不少于2小时。开窗通风、机械通风是保持PICU室内空气流通、降低空气微生物密度的最好方法。不建议紫外线照射或消毒剂喷洒消毒空气。负压隔离病室气体交换每小时至少6次。禁止在室内摆放干花、鲜花或盆栽植物。

（二）加强对PICU工作人员管理

根据2009年卫生部发布的全国卫生行业标准之《医院隔离技术规范》规定：

1. 工作服：工作人员保持个人卫生，遵守更衣、洗手等制度。进入监护室必须穿戴工作服、帽、鞋，衣着规范整洁，外出着外出服。严格控制人员出入，减少人员流动，以保证病房环境洁净、安静。医护人员不得在病室内饮食。

2. 口罩：接触有或可能有传染性的呼吸道感染病人时，或有体液喷溅可能时，应戴一次性外科口罩；当口罩潮湿或有污染时应立即更换；接触疑似为高传染性的感染如禽流感、SARS等病人，应戴N95口罩。

3. 工作帽：一般性接触病人时，不必戴帽子。无菌操作或可能会有体液喷溅时，须戴帽子。

4. 手套：接触患儿的血液、体液、分泌物、排泄物、呕吐物及污染物品时，应戴清洁手套，进行手术等无菌操作、接触患者破损皮肤、黏膜时，应戴无菌手套。诊疗护理不同的患儿之间应更换手套。操作完成后脱去手套，应按规定程序与方法洗手，戴手套不能替代洗手，必要时进行手消毒。操作时发现手套破损时，应及时更换。

5. 隔离衣与防护服：

（1）接触经接触传播的感染性疾病患者如传染病患者、多重耐药菌感染患者等时；对患者实行保护性隔离时；可能受到患者血液、体液、分泌物、排泄物喷溅时，应穿隔离衣。

（2）接触甲类或按甲类传染病管理的传染病患者；接触经空气传播或飞沫传播的传染病患者，可能受到患者血液、体液、分泌物、排泄物喷溅时，应穿防护服。

6. 护目镜或防护面罩：近距离接触经飞沫传播的传染病患者时，为呼吸道传染病患者进行气管切开、气管插管等近距离操作，可能发生患者血液、体液、分泌物喷溅时，应使用全面型防护面罩。

7. 工作人员进行诊疗护理前后都应洗手，进行抽血等无菌操作应尽量戴手套，遇有血液、体液污染时最好穿隔离衣。

8. 调入前应进行体格检查，凡患结核、肝炎等传染病者不得调入；在岗人员定期体检，并接受预防接种等职业保护措施。

（三）严格 PICU 病区管理

严格执行探视制度，加强病区物品管理，加强对病人及其家属关于预防医院感染的知识和简单技能的教育。如探视者需入病房行床旁探视，应穿隔离衣，快速手消毒液擦手后方能进入病房。有呼吸道感染者禁止入内。限制探视，尽量减少人员流动。

（四）认真落实预防和控制医院感染的基本手段——清洁、隔离、消毒、灭菌及无菌技术

1. 为病人提供的诊疗器材、物品必须达到消毒或灭菌要求。

2. 需要隔离的患儿，置隔离监护室，按隔离预防原则采取相应的隔离措施。床头设醒目标志。确诊为传染病的患儿，及时转传染科治疗。

3. 搞好病区环境管理，保持 PICU 环境清洁，空气清新，温度、湿度适宜。

4. 坚持基础护理，防止因护理不当引起的感染性疾病。

5. 严格检查输入的液体、药物质量、有效期，使用过程中遵守无菌原则，防止污染。使用合格的流动水，食物的制备、保管及食具的清洁、消毒符合卫生要求。

6. 无菌操作时应严格遵守无菌操作原则，进行无菌操作前应清洗双手，戴好口罩、帽子，每操作一人消毒手一次。气管内吸痰时前、后均须使用 75% 酒精消毒导管与呼吸机接口。一切接触患儿无菌组织的诊疗用物均须灭菌后方可使用。

7. 无菌物品的管理：

（1）使用无菌物品前要先检查灭菌效果、灭菌期限，包装是否严密，一次性无菌物品使用前应检查其“三证”（注册证、生产许可证、卫生许可证）是否齐全，生产日期和失效期。

（2）无菌物品专柜保存，按灭菌日期先后摆放，无菌物品有效期为 7 天，无菌柜离地面不少于 20cm，离天花板不少于 50cm，离墙不少于 5cm。

（3）无菌容器内的无菌物品，一经打开，限于 24 小时内使用。无菌物品尽量使用小包装。无菌物品必须使用无菌持物钳夹取，无菌持物干筒每 4 小时更换。各种无菌操作应铺无菌盘，限用 4 小时。

（4）治疗车上的治疗盘使用 4 小时。抽出的药液及开启后未污染的注射器限用 2 小时，启封的溶媒限用 24 小时。皮下注射的胰岛素开封后限用 1 个月，放冰箱内冷藏保存，静脉使用限 24 小时。

（五）改善宿主状态，努力保护和增进病人机体免疫功能

1. 加强晨晚间护理，定时为患儿擦浴，保持皮肤清洁。

2. 口腔护理，2 ~ 3 次 /d。

3. 为患儿导尿时，选择粗细适宜的导尿管，插管动作要轻柔，长期留导尿管者每 10 ~ 14d 更换导尿管 1 次，集尿袋每周更换 2 次；加强会阴部护理，用络合碘消毒尿道口 2 次 /d。避免不必要的膀胱冲洗。研究证明，膀胱冲洗无明显作用，且因尿管中尿液逆流或增加导尿管连接口染机会而造成尿路感染。如必须冲洗，应严格无菌操作。

4. 为防止肺部感染，定时为患儿翻身叩背、鼓励咳痰，加强雾化吸入，促进痰液排出，必要时吸痰，吸痰时严格无菌操作，对用呼吸机的患儿要及时倾倒呼吸机管路中的冷凝水，以防气道逆流引起感染。

5. 各种侵入性导管的插入，要严格无菌操作，并尽可能缩短导管留置时间。有中心静脉置管者，每周在无菌操作下更换置管处敷贴，有污染及渗血时及时更换。静脉推注药物时严格消毒输液装置连接部。

（六）正确执行各种侵入性操作

1. 严格掌握其适应症。

2. 选择口径、质地、材料适宜的导管，严格执行无菌技术，熟练掌握诊疗操作规程。

3. 加强对各种留置管道的观察和护理，在病情许可情况下，应尽早拔管。

（七）慎用某些对机体免疫功能有损害的药物

1. 合理使用抗菌药物，防止发生菌群失调，加强细菌耐药性监测，防止耐药株菌的产生。这是预防获得性感染和多重耐药菌株传播的重要措施之一。护士应掌握合理用药知识，采用适当剂量，明确给药方法，按规定时间给药，以最大限度提高抗生素使用效果，减少耐药和医院感染发生。注意观察患儿病情和药物使用后反应及抗生素的配伍禁忌，及时采集好各个标本。医生根据细菌培养和药敏试验结果停药或换药。

2. 预防和治疗应激性溃疡出血，可选用硫糖铝代替 H_2– 受体阻滞剂和抗酸剂，它不影响胃液分泌，也不中和胃酸，故对胃液 PH_2 值无影响。

3. 尽量减少或避免使用镇静剂、镇痛剂。

（八）积极治疗基础疾病及原有感染病灶

（九）加强营养，调理机体免疫功能

（十）院内感染知识的培训

（十一）切实作好 P1CU 医院感染监测，及早发现感染苗头，及时采取有效措施加以控制，防止扩散

三、手卫生

工作人员、病人、探陪人员在医院活动范围内应遵循手卫生的规定。其目的是倡导全员手卫生意识，提高手卫生依从性。

（一）标准

1. 医院根据要求配备合适的洗手设施

（1）设流动水洗手设施。诊疗区域采用脚触式、肘式或感应式等水龙头。

（2）手消毒剂：速干手消毒剂使用一次性包装或瓶装，常用的有75%酒精、0.5%碘伏溶液、玉洁新（主要成分三氯羟基二丙醚和乙醇）、润兴（主要成分乙醇加氯己定）等等。治疗车、护理车、抢救车每车配备，重症监护室、新生儿科、隔离病人每床配备，普通病房、诊室每房配备。不便于洗手的地方配备快速手消毒剂。

（3）手清洁剂：全院统一使用一次性皂液。

2. 手卫生分类

（1）清洁洗手：流水＋皂液

（2）卫生手消毒：快速（无水）手消毒剂

3. 洗手原则

（1）当手部有血液或其他体液等肉眼可见的污染时，用皂液和流动水洗手。

（2）手部没有肉眼可见污染时，可使用速干手消毒剂消毒双手代替洗手。

4. 洗手指征

（1）清洁洗手：饭前便后、工作结束或下班后、接触钱币后、手上有明显污物等。

（2）清洁洗手或卫生手消毒：

1）直接接触每个病人前后，从同一病人身体的污染部位移动到清洁部位时。

2）接触病人黏膜、破损皮肤或伤口前后，接触病人的血液、体液、分泌物、排泄物、伤口敷料等之后。

3）穿脱隔离衣前后，摘手套后。

4）进行无菌操作、接触清洁、无菌物品之前。

5）接触病人周围环境及物品后。

6）处理药物或配餐前。

（3）清洁洗手＋卫生手消毒：

1）接触病人的血液、体液和分泌物以及被传染性致病微生物污染的物品后。

2）直接为传染病病人进行检查、治疗、护理或处理传染病人污物之后。

（4）外科洗手：进入手术室进行各类手术前。

5. 常用的干手方法

（1）纸巾：公认的最好的擦干手方法，宜推广使用。

（2）热风干手器：缺点为干手器易损坏，干手时间较长，至少30秒以上。

（3）毛巾：必须一人一巾，每日清洗，定期消毒。

（4）自然风干：时间长，一般不宜使用。

6. 手卫生知识培训

（1）培训对象：医务人员、行政后勤人员、物业人员、进修实习人员、临聘人员、探陪人员、病人。

（2）培训内容：手卫生方法及指征、洗手流程。

（3）频次及要求：

1）院级培训：由医院院感委员会每年培训1次。

2）科室培训：科室感控小组负责对科内所有工作人员培训。

3）病人家属培训：探视室张贴健康宣传教育图。

7. 手卫生监测

（1）手消毒效果的监测：每季度对重点部门进行手消毒效果的监测，当怀疑流行爆发与医务人员手有关时，及时进行监测。监测的重点部门包括重症监护室、新生儿科、麻醉手术科等。

（2）手卫生合格的判断标准：卫生手消毒：细菌菌落总数≤ $10cfu/cm^2$。

（3）测量指标：手卫生依从性执行率。

（4）测量方式：每月由志愿者进行调查，院感办负责培训测量者，统计数据。

（二）操作规程

清洁洗手、手消毒是医院工作人员在工作中及家属、探视者等来访者必须共同遵守的规程。其目的是清除手污染的微生物，减少其传播，预防医院感染。

1. 清洁洗手

（1）方法：皂液＋流动水。

（2）流程：详见图 7–1。

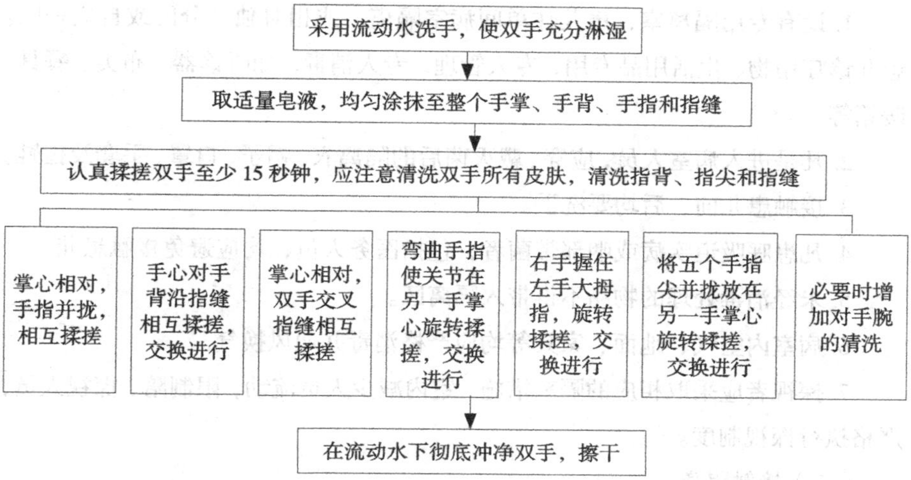

图 7–1　清洁洗手流程

2. 卫生手消毒

（1）方法：使用速干手消毒剂。

（2）流程：详见图 7–2。

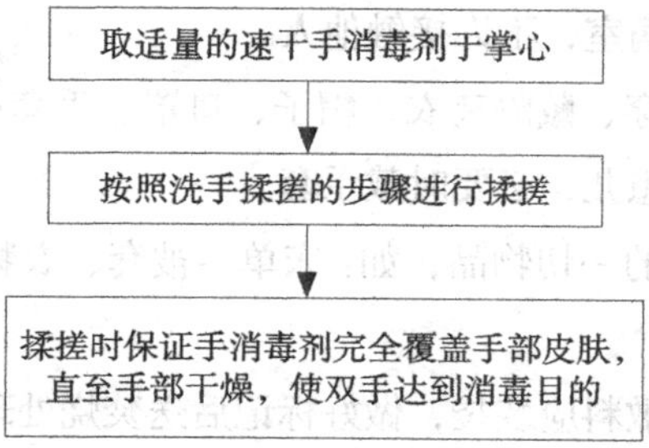

图 7–2　卫生手消毒流程

3. 洗手＋速干手消毒剂：接触特殊感染的患儿时，应先用流动水洗手、擦干，然后使用速干手消毒剂消毒双手。

四、隔离种类与要求

（一）保护性隔离

保护性隔离也称反向隔离，适用于抵抗力低下或极易感染的患儿，如早产儿、重度营养不良、严重烧伤、白血病、脏器移植、免疫缺陷等患儿。

隔离的主要措施：

1. 设有专用隔离室，患儿住单间病室隔离，或相对独立分区或自成一区。患儿诊疗用物、生活用品专用，专人管理，专人消毒，如听诊器、布类、餐具、暖箱等。

2. 凡是进入病室人员，应穿、戴灭菌后的隔离衣、帽子、口罩、手套及拖鞋。

3. 接触患儿前、后均要洗手。

4. 凡患呼吸道疾病或咽部带菌者，包括医务人员，均应避免接触患儿。

5. 未经消毒处理的物品不得带入隔离区。

6. 病室内空气、地面、家具等均应严格消毒并通风换气。

7. 探视者应采取相应的隔离措施，室内减少人员流动，限制陪、探视人员，严格执行探视制度。

（二）接触隔离

接触隔离适用于经体表或伤口直接或间接接触而感染的疾病，适用于传播途径为血源性、呼吸道、肠道传染的疾病。如乙肝、艾滋病、梅毒、破伤风、气性坏疽、轮状病毒腹泻等。

隔离的主要措施：

1. 患儿应住单间病室，不许接触他人。

2. 接触患儿时应穿、戴隔离衣、帽子、口罩、手套；医护人员的手或皮肤有破损时应避免接触患儿，必要时戴手套。

3. 凡患儿接触过的一切物品，如：床单、被套、衣物、换药器械均应消毒灭菌处理。

4. 被患儿污染的敷料应装袋，做好标记后送焚烧处理。

5. 病室内空气、地面、家具等均应严格消毒并通风换气。

（三）严密隔离

严密隔离适用于经飞沫、分泌物、排泄物直接或间接传播的烈性传染病，如霍乱、鼠疫、非典型肺炎等。

隔离的主要措施：

1. 患儿应住单间，工作人员与病人通道不逆行，通向过道的门窗关闭。室内用具力求简单、耐消毒，隔离室挂有明显隔离标志，禁止探视、陪护及患儿出病室。

2. 接触患儿时应穿、戴隔离衣、帽子、口罩、手套和隔离鞋，消毒措施必须严密。

3. 患儿的分泌物、呕吐物及排泄物须严格消毒处理。

4. 污染敷料装袋标记后进行焚烧，接触患儿时应穿隔离衣、戴帽子、口罩、手套。

5. 病室内空气、地面、家具等均应严格消毒并通风换气。

五、常见的院内感染

（一）呼吸机相关性肺炎

呼吸机相关性肺炎（Ventilator associated pneumonia，VAP）就是病原微生物污染呼吸机，上机治疗造成的医院获得性感染；是指原无肺部感染的呼吸衰竭患儿，在气管插管机械通气治疗后48小时或原有肺部感染用呼吸机48小时以上发生新的病情变化、临床高度提示为一次新的感染并经病原学证实或拔管后48小时内发生的肺部感染；它是随着儿童重症监护病房的建立与机械通气的逐渐普及日渐增多，是呼吸衰竭患儿的严重并发症，是一种与呼吸机应用相关的院内感染，也是PICU病人院内感染主要原因。其发生率为21% ~ 77%，病死率为20% ~ 71%。其感染控制措施：

1. 监护室消毒隔离措施：限制人员流动，实行无陪管理，非工作人员进入时应穿戴工作服、帽和换工作鞋。监护仪器设备专人管理，定期消毒备用。

2. 有效洗手：强调检查、操作和护理前后有效洗手。

3. 加强气道管理，按需吸痰，吸痰时无菌操作。

4. 重视消化道功能状态：加强口腔护理，每日用生理盐水或复方氯己定漱口液洗口腔（8小时/次）。

5. 在病人病情允许下，抬高床头30 ~ 45°。

6. 避免常规预防性应用制酸药，预防高危病人的应激性溃疡发生。

7. 改善全身状态。

8. 根据药敏结果合理选择抗生素。

9. 严格掌握气管插管或切开的适应证，每日评估尽早拔除气管导管，减少插管天数。

10. 呼吸机管道高温高热消毒，每周更换1次，有明显分泌物污染时则应及时更换；湿化水采用无菌水每天更换；冷凝水及时清除。

(二)导管相关血流感染

中心静脉导管在监测中心静脉压、全静脉营养及静脉给药等方面是极为重要的，然而一个严重的问题是导管相关败血症。侵入方式主要有寄生在皮肤上的病原微生物通过导管的组织通道进入血管，导管在插入时被污染及被罕见的输注液污染等。年龄＜6个月，血中性粒细胞缺乏症，缺乏皮肤完整性或局部感染，以及全身感染或具有获得性免疫缺陷综合征的病儿是发生导管相关败血症的危险因素。并发症主要有蜂窝织炎、局部脓肿、化脓性血栓性静脉炎、休克、感染性心内膜炎和迁徙感染等。局部感染常是导管相关败血症的先兆，诊断明确时应迅速拔除导管并开始抗微生物治疗。其感染控制措施：

1. 严格掌握使用血管导管的适应证，每日评估保留血管导管的必要性，不需要时尽早拔管。

2. 选择合适的静脉置管穿刺点。

3. 置管时应遵守最大限度的无菌屏障要求。置管部位应铺大无菌巾(单)。

4. 采用卫生行政部门批准的皮肤消毒剂消毒穿刺部位皮肤，宜选用浓度超过0.5%的洗必泰醇类皮肤消毒液。

5. 宜使用无菌透明、透气性好的敷料覆盖穿刺点，对于高热、出汗、穿刺点出血、渗出的患儿应使用无菌纱布覆盖。定期更换置管穿刺点覆盖的敷料，无菌纱布更换1次/2天，无菌透明敷料更换1～2次/周，如纱布或敷料出现潮湿、松动，可见污染时应立即更换。

6. 在输血、血制品、脂肪乳剂后的24小时内或者停止输液后，应及时更换输液管路。外周及中心静脉置管后，应用生理盐水或肝素盐水进行常规冲管，预防导管内血栓形成。

7. 紧急状态下的插管，若不能保证有效的无菌原则，应在48小时内尽快拔除导管，更换穿刺部位后重新进行置管，并作相应处理。

8. 怀疑患儿发生导管相关感染，或者患儿出现静脉炎、导管故障时，应及时拔除导管。导管不宜常规更换，特别是不应当为预防感染而定期更换中心静脉导管和动脉导管。

9. 怀疑患儿发生导管相关血流感染时，若拔除导管，应进行导管尖端的定量或半定量微生物培养，外周静脉采集1～2套血培养；若保留导管，应至少采集2套血培养，其中一套来自外周静脉，另一套来自导管。

（三）泌尿道感染

院内泌尿道感染：在PICU上尿路感染发生率约4倍于普通病室，女性高于男性4倍。60%与导尿有关，即使应用无菌闭式引流，在插管11~13天后50%发生细菌尿，30天后几乎全部有细菌尿。然而，预防应用抗生素，消毒剂导管灌注等均不能改变尿路感染的发生率。其感染控制措施：

1. 严格掌握使用导尿管的适应证，每日评估保留导尿管的必要性，不需要时应尽早拔管。

2. 医务人员熟练掌握导尿相关操作规程，对患儿及家长告之导尿的目的、配合要点和置管后的注意事项。

3. 根据病人的年龄、性别、尿道情况选择合适的导尿管口径、类型。

4. 病人活动或搬动时夹闭引流管，防止尿液逆流。

5. 集尿袋高度应低于膀胱水平，且未接触地面。

6. 每天检查导尿装置的闭合性。保持尿液引流系统通畅和完整，不要轻易打开导尿管与集尿袋接口。

7. 每天清洁尿道口，日常用肥皂和水保持清洁即可，但大便失禁的患儿清洁后还需消毒。

8. 使用个人专用的收集容器及时清空集尿袋中尿液。

9. 导尿管堵塞或不慎拔出时，以及留置导尿装置的无菌性和密闭性被破坏时应立即更换导尿管。疑似出现尿路感染而需要抗菌治疗前，应先更换导尿管。

10. 长期留置导尿管病人，定期更换集尿袋（每周2次）。

11. 怀疑患儿发生导尿管相关尿路感染时，宜采集尿标本送微生物定量培养。

（四）多重耐药菌感染

多重耐药菌（Multidrug-Resistant Organism，MDRO），主要是指对临床使用的三类或三类以上抗菌药物同时呈现耐药的细菌。常见多重耐药菌包括耐甲氧西林金黄色葡萄球菌（MRSA）、耐万古霉素肠球菌（VRE）、产超广谱β-内酰胺酶（ESBLs）细菌、耐碳青霉烯类抗菌药物肠杆菌科细菌（CRE）（如产Ⅰ型新德里金属β-内酰胺酶[NDM-1]或产碳青霉烯酶[KPC]的肠杆菌科细菌）、耐碳青霉烯类抗菌药物鲍曼不动杆菌（CR-AB）、多重耐药/泛耐药铜绿假单胞菌（MDR/PDR-PA）和多重耐药结核分枝杆菌等。由多重耐药菌引起的感染呈现复杂性、难治性等特点，主要感染类型包括泌尿道感染、外科手术部位感染、医院获得性肺炎、导管相关血流感染等。近年来，多重耐药菌已经成为医院感染重要的病原菌。其感染控制措施：

1. 加强医务人员手卫生。医务人员在直接接触患儿前后、进行无菌技术操作和侵入性操作前，接触患儿使用的物品或处理其分泌物、排泄物后，必须洗手或使用速干手消毒剂进行手消毒。

2. 严格实施隔离措施。对确定或高度疑似多重耐药菌感染患儿或定植患儿，应当在标准预防的基础上，实施接触隔离措施，预防多重耐药菌传播。

（1）尽量选择单间隔离，也可以将同类多重耐药菌感染患儿或定植患儿安置在同一房间。隔离房间应当有隔离标识。没有条件实施单间隔离时，应当进行床旁隔离。

（2）与患儿直接接触的相关医疗器械、器具及物品如听诊器、血压计、体温表、输液架等要专人专用，并及时消毒处理。轮椅、担架、床旁心电图机等不能专人专用的医疗器械、器具及物品要在每次使用后擦拭消毒。

（3）医务人员对患儿实施诊疗护理操作时，应当将高度疑似或确诊多重耐药菌感染患儿或定植患儿安排在最后进行。接触多重耐药菌感染患儿或定植患儿的伤口、溃烂面、黏膜、血液、体液、引流液、分泌物、排泄物时，应当戴手套，必要时穿隔离衣，完成诊疗护理操作后，要及时脱去手套和隔离衣，并进行手卫生。

3. 遵守无菌技术操作规程。医务人员应当严格遵守无菌技术操作规程，特别是在实施各种侵入性操作时，应当严格执行无菌技术操作和标准操作规程，避免污染，有效预防多重耐药菌感染。

4. 加强清洁和消毒工作。要使用专用的抹布等物品进行清洁和消毒。对医务人员和患儿频繁接触的物体表面（如心电监护仪、微量输液泵、呼吸机等医疗器械的面板或旋钮表面、听诊器、计算机键盘和鼠标、电话机、患儿床栏杆和床头桌、门把手、水龙头开关等），采用适宜的消毒剂进行擦拭、消毒。被患儿血液、体液污染时应当立即消毒。出现多重耐药菌感染暴发或者疑似暴发时，应当增加清洁、消毒频次。在多重耐药菌感染患儿或定植患儿诊疗过程中产生的医疗废物，应当按照医疗废物有关规定进行处置和管理。

5. 合理使用抗菌药物正确、合理地实施个体化抗菌药物给药方案，根据临床微生物检测结果，合理选择抗菌药物。

（五）PICU 的职业防护

1. 医务人员职业暴露特点

由于工作环境和工作对象的特殊，ICU 医务人员的日常工作不可避免地接触到患儿具有传染性的血液、体液，遭受职业伤害的机会和频率高，不仅造成自身伤害，还会成为疾病传播的媒介。医务人员自我防护意识淡薄，并缺乏相应的保护措施与制度，更容易造成职业性损伤，只有充分地认识职业性损伤的危险因素，并进行有效的防护，才能把职业损伤的危害降至最低。

2. 医务人员面临的挑战

我国是乙型肝炎高发区，乙肝总感染率高达 15%，大约 1.5 亿人群患有慢性肝炎，最终肝衰竭或肝癌；丙肝 90 年代以后呈上升趋势，感染率约为 3%；艾滋病的流行已经进入快速增长期，我国报告的艾滋病人数是 100 万左右，截至 2009 年估计存活的感染人数是 74 万。有调查显示，医务人员职业感染的危险程度取决于人群中血源性疾病的流行率，导致医务人员面临职业感染的危险性增加。

3. 职业暴露的危险因素

（1）生物因素：包括各种经血液传播的疾病及呼吸道传播的疾病。

（2）物理性因素：ICU 最常见的物理性因素是利器伤、噪声污染、电辐射和负重伤。

1）利器伤：临床护理工作中最常见的是针刺伤和安瓿割伤。发生于分离注射器时，将针套套回针尖时、拔针时误扎到自己，侵入性操作不熟练时误伤。其损害不仅在于刺伤本身，更可怕的是被污染的利器会传播疾病。

2）噪声污染：ICU 噪音主要来源于各种报警声、仪器的机械声、部分医疗操作声、工作人员的说话声、电话铃声等。大量研究表明报警声是 ICU 最严重的一种噪音，长时间在高噪音环境内，不仅使人睡眠受到严重影响，还易使人产生恐惧、紧张、焦虑等心理反应。

3）电辐射：ICU 辐射多来源于床旁 X 机和心电监护仪，ICU 护士常暴露于小剂量放射环境中，应警惕白细胞减少、不良生育等职业性损伤。

4）负重伤：ICU 患儿病情危重，疾病限制，不能正常翻身，在更换床单、外出检查、转科时都需护士搬动，ICU 护士长期处于高强度的体力劳动中，腰部受力多，搬运患儿频繁，加上姿势不正确，腰痛的发生率非常高，有调查显示，ICU 护士腰痛发生率高达 76.7%。

（3）化学性因素：在日常工作中 ICU 人员需要接触各种化学消毒剂，如含氯消毒剂、戊二醛、过氧乙酸等。轻者可引起接触性皮炎、哮喘、鼻炎，重者可引起中毒或致癌。废气、污染空气的排放，ICU 环境封闭，空气消毒主要用空气净化器和臭氧消毒机，臭氧是眼和肺最危险的刺激剂之一，长期接触可致肺气肿和肺组织纤维化。呼吸机是 ICU 的必备设备，呼吸机产生的废气一般排放在病房内，含有各种细菌和病毒。ICU 护士鼻咽部普遍携带病原菌，当机体抵抗力下降时则入侵机体引起感染。

（4）心理社会性因素：

1）疲惫感：ICU 是一个危重患儿集中、病情多变、危象丛生的场所，常常要抢救急危重症患儿，导致医务人员专业压力大；频繁的夜班造成生物节律的破坏可引起疲劳综合征；加上还承担着抚养后代和管理家务的重担，导致医护人员身心疲劳。

2）负性刺激：ICU 人员经常会面对患儿及家长的痛苦、焦虑、死亡，加上患儿家属对医务人员期盼过高，她们的身心健康明显低于普通科室的护士。ICU 患儿家长出现攻击医务人员的行为，给 ICU 人员带来负性刺激。

4. ICU 职业防护措施

加强护士职业教育、提高防护意识是减少职业性损伤的关键。职业性损伤不仅造成护士的身心伤害，还增加个人的经济负担，应高度重视，把职业安全教育放在首位，使全体护士充分认识到职业性损伤的危险性，严格遵守操作规程，高度集中精力，认真执行消毒隔离制度，减少和避免 ICU 护士的职业性损伤。

（1）血源性疾病感染的防护

严格执行各项护理操作规程，遵守医院的消毒隔离制度和标准的预防原则，遵守医院有关的医疗废物的管理规定，减少及避免血源性疾病感染的发生。

1）防止利器损伤及利器损伤后的处理原则：利器损伤不仅引起皮肤黏膜损伤，更危险的是引起血源性疾病传播。针头用完必须毁形，将用过的针头置入专用的防刺容器内，一旦针头刺破皮肤，健侧手立即从近心端向远心端挤压患侧受伤部位，使部分血液挤出，在反复挤压的同时，用流动的净水冲洗至少 5 ~ 10 分钟，再用碘酊、乙醇消毒后包扎，ICU 护士在进行各种护理操作有可能接触到患儿血液、体液时应戴手套。

2）洗手：流行病学调查证明，医护人员手上细菌数量和种类远远超过其他人群，实验证明用洗手液洗手是一种最经济有效的防止交叉感染的措施，洗手液洗手时双手摩擦至少 10 秒钟，并覆盖所有部位，然后彻底冲洗，洗完手后用自动烘干机或纸巾彻底擦干。

3）加强对有血源性疾病患儿的防护措施：对有明确血源性疾病的患儿，在保护患儿的同时，在患儿的病历或床旁做一明显标志，提醒大家时刻要高度重视，注意防护。

（2）物理性危害的防护

1）噪声的预防。提高医护人员对噪声危害的认识，控制讲话声音，避免扎堆聊天，限制不必要的交谈；操作时做到四轻，即走路轻、说话轻、操作轻、开关门轻；电话铃设置在合适的音量并及时接听；正确设置仪器设备的报警值，及时处理仪器的报警。

2）电辐射的防护。床旁拍 X 有光片时，护士应暂时回避，确实需要密切观察病情时，应穿防护服。有条件的医院床旁放置移动铅板。

3）负重伤。培训护士正确搬、抬患儿的技巧，掌握正确使用设备及正确的工作姿势，如抬患儿时采用力学原理，根据护士的身高将床面摇高或降低，减少护士腰部的做功。还应加强体育锻炼，坚持做腰部保健操，可预防腰痛的发生。

（3）化学性危害的防护

合理使用化学消毒剂，接触各种化学消毒剂前，应先了解该消毒剂的性能和不良反应。掌握各种药物不良反应、给药途径和排泄方式。

（4）心理社会性因素

为护士争取进修学习及晋升的机会、实行弹性排班、加强业务学习和能力培训、加强沟通等措施，能减轻 ICU 护士的工作压力。同时，管理者充分理解和尊重护士，使其安心护理工作，减轻心理负担，科内创建一个团结、宽松的氛围，多组织集体活动，放松心情，相互关心，及时疏导不良情绪，将心理危害降低到最小。

第八章

急危重症患儿镇静镇痛管理

急危重患儿在医疗活动中，各种侵袭性操作多，与成人相比，儿童对轻微刺激所产生的生理变化更明显，且多不能以恰当的语言表达疼痛的强度和部位，故儿科镇静、镇痛的难度较大。在各种侵袭性操作中采用有效的镇静镇痛不仅是人道主义的体现，也能缩短操作持续时间，提高操作的成功率。提高重症患儿在接受重症医疗过程中的舒适性是PICU镇静、镇痛治疗的重要目标，在PICU，镇静、镇痛治疗最核心的问题是医生需要根据不同重症患儿的机体功能状态，制定恰当的镇静、镇痛计划(个体化的镇静、镇痛计划)，并且通过实时监测患儿的镇静、镇痛深度调节药物用量，使镇静、镇痛计划完美的实施，维持患儿处于理想的镇静、镇痛状态。相反，不恰当的镇静、镇痛非但不能达到上述目的，还可能使重症患儿处于不安全的危险之中，如镇静、镇痛不足引起的躁动、人机不协调、意外拔管；镇静、镇痛过度引起的循环波动、胃肠道功能异常、脱机延迟，呼吸机相关肺炎(VAP)的发生率增加等。

儿童镇静与成人镇静并不相同。儿童镇静更多的是控制儿童的行为以配合临床诊治，采用的药物与策略要根据个体的生理、病理情况，具有明显的个体差异性。有证据表明，医师在进行专业培训并取得资质后再进行镇静操作，方可保证患儿安全。

疼痛(pain)是一种复杂的生理心理活动，是临床上常见的症状之一，它包括伤害性刺激作用于机体所引起的痛感觉，以及机体对伤害性刺激的痛反应(躯体运动性反应和/或内脏植物性反应，常伴随有强烈的情绪色彩)。按疼痛持续时间和疼痛性质分为急性疼痛和慢性疼痛。急性疼痛指短期存在(少于三个月）通常发生于伤害性刺激之后的疼痛，通常由原发疾病引起，随着原发病的治愈，疼痛随之消失。慢性疼痛常在原发疾病治愈后，疼痛仍持续存在，并呈进行性加重趋势，可在没有任何确切病因或组织损伤的情况下持续存在。急性疼痛是症状，慢性疼痛是疾病。

一、疼痛对患儿的影响和镇静镇痛原则

（一）疼痛对患儿的影响

疼痛不仅使患儿遭受痛苦，更重要的是可对机体造成明显的不良影响，带来各种并发症，有些严重的并发症是致命的，如心肌梗死、高血压、脑出血等。

1. 对心血管系统的影响：疼痛刺激可引起患儿体内激素和活性物质的释放增加，引起患儿血压升高、心动过速和心律失常。对于冠心病患儿，可导致心肌缺血，甚至心肌梗死。对心脏功能低下的患儿可引起充血性心力衰竭。

2. 对呼吸系统的影响：胸腹部疼痛引起的肌张力增加，可造成患儿呼吸系统的通气功能下降，使患儿发生缺氧和二氧化碳蓄积，长时间的呼吸做功增加可导致呼吸功能衰竭。

3. 对机体免疫机制的影响：由于疼痛引起的应激反应可导致淋巴细胞减少，白细胞增多和网状内皮系统处于抑制状态等免疫系统的改变，使患儿对病菌的抵抗力减弱，受感染和其他并发症的发生率增加。肿瘤患儿因体内杀伤性T细胞的功能下降和数量减少等免疫改变，可导致肿瘤转移或复发。

4. 对凝血功能的影响：疼痛引起的应激反应对机体凝血功能的影响包括使血小板的黏附功能增强，纤维蛋白溶解能力降低，使机体处于高凝状态，有心血管、脑血管异常的患儿，有导致脑血栓或心血管意外的可能。

5. 对内分泌功能的影响：疼痛可引起体内多种激素的释放，导致高血糖、蛋白质和脂质分解代谢增强，使糖尿病患儿的病情加重。内源性儿茶酚胺的释放增加可使外周感受神经末梢更加敏感，使患儿处于儿茶酚胺释放的不良循环状态中。

疼痛刺激还可以使患儿出现恐惧感、失眠、焦虑等心理上的改变，严重影响其和他人的正常交往。所以，有效地治疗疼痛，可以改善患儿的生活质量，并避免严重并发症的发生。

（二）镇静镇痛原则

镇静镇痛遵循 MASTER 原则：

M（Moriter）：经常观察用药反应。

A（Alternative）：考虑可供选择的药物（如咪唑安定）。

S（Slow）：用药谨慎、缓慢（剂量方面）。

T（Think）：考虑药物间的相互作用（协同作用）。

E（Educate）：要有受过培训的医生和护士。

R（Review）：评价脏器功能和用药方案。

二、镇静镇痛评估

（一）意识状况的评估

1. 意识清醒：患儿认识自我，对周围环境保持正常反应。

2. 嗜睡：呼之能应答，刺激能唤醒，醒后能正确回答问题，反应迟钝，刺激停止后很快又入睡。

3. 昏睡：患儿不能自动觉醒，但在强烈刺激下能睁眼、呻吟、躲避，可做简短而模糊的回答，但反应时间持续很短，很快又进入昏睡状态。

4. 意识模糊：语言反应接近消失，不理解别人语言，无法遵嘱睁眼与伸舌，痛觉反应存在，但较迟钝，存在躲避动作，偶有烦躁或喊叫，与环境失去接触能力，思维活动缺失。

5. 谵妄状态：感觉异常的错觉与幻觉。

6. 醒状昏迷（睁眼昏迷）：有无意识、无目的眼球跟踪运动，不能理解和表达语言，保持自主呼吸与血压，认知功能丧失，无意识活动，不能执行指令，有睡觉—觉醒周期，是一种特殊形式的意识状态。

7. 浅昏迷：无意识、无自主活动，对光、声刺激无反应，生理反应存在，疼痛刺激有痛苦表情，肢体退缩。

8. 深昏迷：对外界刺激无反应，各种反射消失，呼吸不规则，大小便失禁。

（二）疼痛的评估

1. 评估范围及人员：对所有住院病人及进行过有创性诊疗操作后的病人都要进行疼痛的初筛评估，住院病人由护士进行疼痛初筛评估，分别记录在《病人入院护理评估单》中。

2. 疼痛评估内容：疼痛的部位、程度、性质、规律、开始时间、持续时间、缓解和加重的因素、伴随症状、目前疼痛管理的方案和有效性、用药史。

3. 护士对初筛发现 4 ～ 6 分的疼痛病人，在 1 小时内报告主管或值班医师。对于 7 分以上的疼痛病人，护士应立即报告医师。

4. 主管医师或值班医师在接到护士疼痛报告后要及时查看病人，做进一步评估，根据病情做相应的处理，如疼痛在 7 分以上应在 30 分钟内处理，将评估结果和处理记录在住院病程记录中。

5. 疼痛程度分 5 级 /10 分，一般以“分”表示程度。0 分为无痛；1 ～ 2 分轻微疼痛，注意时有觉察；3 ～ 4 分为轻度疼痛：有感觉但可以忍受，不影响生活；5 ～ 6 分为中度疼痛：感觉明显并对生活和工作有一定影响；7 ～ 8 分重度疼痛：疼痛不能忍受；9 ～ 10 分剧痛：疼痛根本无法忍受。

6. 疼痛再评估：护理人员对所有疼痛病人都要进行疼痛的部位、时间、性质、程度等内容的再评估，住院病人至疼痛消失或病人出院为止，评估结果记录在护理记录单中。对没有采取干预措施的疼痛病人，每 8 小时评估记录 1 次，对没有控制好的中重度疼痛病人，每 1 ～ 2 小时评估记录 1 次。对采取药物治疗的病人，静脉、肌注止痛药物后 30 分钟内、口服止痛药或物理治疗后 60 分钟内对病人进行镇痛效果和副作用的评估并记录。再评估内容记录在护理记录单中。

7. 对于出院时仍有疼痛的病人要向其进行疼痛的病因预防、自我控制方法、休息、饮食、止痛药的使用方法和注意事项等教育，并告知何时、什么情况复诊。

8. 评估工具：应根据病人的生长发育特点，选择适当的评估工具，并与病人及家长合作。对意识障碍病人的疼痛按照面部表情、动作体态进行判断评估。

（1）视觉模拟评分法（VAS）：适用于 8 岁以上病人的评估工具。让病人根据自己疼痛的情况，看着工具尺打分，其中 0 分代表完全不痛，10 分代表所能想象到的最剧烈的疼痛，无法忍受。从 0 ～ 10 疼痛程度逐级增加，让病人选择自己所感受到的代表疼痛程度的数字，详见图 8–1。

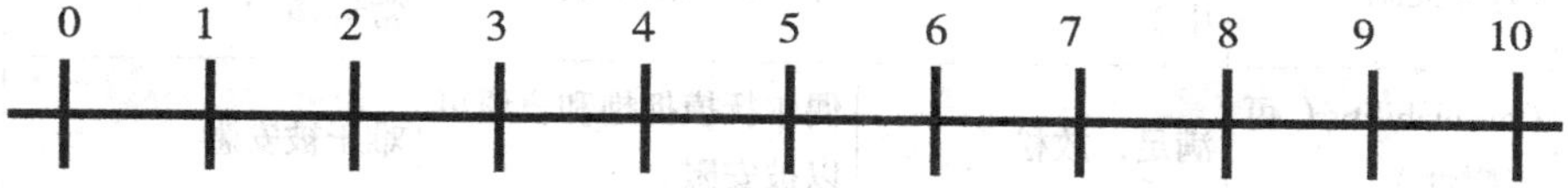

图 8–1　视觉模拟评分法

（2）脸谱评分法：适用于 3 ~ 8 岁病人的评估工具。由医务工作者或病人照顾者根据病人的面部表情，与面部表情图比对后进行疼痛评分。或让病人根据现在疼痛的感受，找出最能代表自己现状的脸谱。最左边的笑脸代表完全不痛，然后从左到右疼痛程度逐渐增加，最右边大哭的代表疼痛剧烈无法忍受，详见图 8–2。

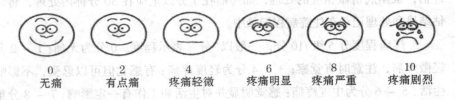

图 8–2 脸谱评分法

（3）行为学(包括生理学）评估：根据疼痛相关行为学表现或对病人照顾者提供疼痛相关行为的叙述进行评估。适用于婴幼儿或交流有困难的病人，评估时可避免对病人不必要的打扰。

1）FLACC（Face，Legs，Activity，Crying，Consolability）评分：适用于 3 岁以下病人的评估工具。对病人脸、腿、活动度、哭闹等进行评估，各项相加后总分最低 0 分，最高 10 分。分数越高，疼痛越严重，详见表 8–1。

表 8–1 FLACC 评分法

评分	0 分	1 分	2 分
Face（脸）	微笑或无特殊表情	偶尔出现痛苦表情，皱眉，不愿交流	经常或持续出现下颚颤抖或紧咬下颚
Leg（腿）	放松或保持平常的姿势	不安，紧张，维持于不舒服的姿势	踢腿或腿部拖动
Activity（活动度）	安静躺着，正常体位，或轻松活动	扭动，翻来覆去，紧张	身体痉挛，成弓形，僵硬
Cry（哭闹）	不哭（清醒或睡眠中）	呻吟，啜泣，偶尔诉痛	一直哭泣，尖叫，经常诉痛
Consolability（可安慰性）	满足，放松	偶尔抚摸拥抱和言语可以被安慰	难于被安慰

2）CRIES（Crying，Requires O_2 saturation，Increased vital signs，Expression，Sleeplessness）评分：对病人哭泣、呼吸、循环、表情和睡眠等进行评估。各项相加后总分最低 0 分，最高 10 分。分数越高，疼痛越严重，详见表 8-2。

表 8-2　CRIES 评分法

评分	0 分	1 分	2 分
Crying（哭泣）	无	哭泣声音响亮，音调高	不易被安慰
Requires O_2 saturation（维持 SpO_2 > 95% 是否需要吸氧）	否	氧浓度 < 30%	氧浓度 > 30%
Increased vital signs（循环体征）	HR 和 BP ≤ 术前水平	HR 和 BP 较术前水平升高 < 20%	HR and BP 较术前水平升高 > 20%
Expression（表情）	无特殊	表情痛苦	表情非常痛苦 / 呻吟
Sleeplessness（睡眠困难）	无	经常清醒	始终清醒

9. 对疼痛病人初评时，要对家长 / 病人进行健康教育，内容包括：

（1）有效的减轻疼痛是病人治疗的重要部分。

（2）完全没有疼痛有时是不现实的，却是一个期望的目标。

（3）病人 / 家属学会自我评估和使用疼痛评估工具。

（4）疼痛管理计划。

（5）止痛药可能有的副作用。

（6）家长可以通过以下的方式帮助病人：

1）当疼痛开始，请告诉护士。

2）如果疼痛不能缓解，请告诉护士。

3）请告诉护士任何疼痛干预措施的疑似副作用。

4）希望家长询问任何有关病人的疼痛管理的问题。

三、急危重症患儿镇痛与镇静的管理

（一）常用的镇痛与镇静药物

1. 镇痛药

（1）非阿片止痛药：

1）水杨酸类：阿司匹林。

2）对乙酰氨基酚：扑热息痛。

3）非甾体类抗炎镇痛药（NSAID）：布洛芬（美林），萘普生。

（2）阿片止痛药：吗啡、芬太尼、杜冷丁。

（3）麻醉止痛药：氯胺酮。

2. 镇静药

（1）苯二氮卓类：安定、咪唑安定。

（2）短效巴比妥类：硫喷妥钠。

（3）长效巴比妥类：鲁米那。

（4）麻醉药：异丙芬。

（5）水合氯醛。

（二）镇痛、镇静药物的给药途径

1. 以持续静脉输注为主，首先应给予负荷剂量以尽快达到目标。

2. 经肠道（口服、胃管、空肠造瘘等等）、肌肉注射多用于辅助改善病人的睡眠。

3. 间断静脉注射一般用于负荷剂量的给予，以及短时间镇静，且无需频繁用药的病人。

（三）镇痛镇静时的护理

1. 对实施镇静治疗的病人要进行治疗评估、知情同意、治疗记录，详见表 8-3。

2. 镇静和躁动的主观评估方法

（1）Ramsay 评分：是临床上使用最为广泛的镇静评分标准，分为 6 级，分别反映三个层次的清醒状态和三个层次的睡眠状态，详见表 8-4。Ramsay 评分被认为是可靠的镇静评分标准。

（2）Riker 镇静、躁动评分（Sedation-Agitation Scale，SAS）：SAS 根据病人七项不同的行为对其意识和躁动程度进行评分，详见表 8-5。

表 8–3　镇静治疗评估、知情同意、治疗记录单

科室 / 床位：　　姓 名：　　性 别：　　住院号：　　出生日期：

1. 治疗前评估

T：℃ HR______次 / 分　RR______次 / 分　BP______mmHg　SpO_2：______%

过敏史：__________　体重：______kg

术前诊断：______________________________

手术麻醉史：□无　□有__________镇静用药史：□无　□有__________

拟进行检查（手术 / 操作）过程：______________预约日期：__________

现病史（异常情况）：______________________________

特殊病史：______________________________

心理状况：□正常　□异常__________营养状况：□正常　□异常__________

心脏：□正常　□异常__________肺部情况：□正常　□异常__________

气道：□正常（通畅）　□异常__________张口度：□正常　□异常__________

ASA 分级：□Ⅰ　□Ⅱ　□Ⅲ　□Ⅳ　□Ⅴ　□E

镇静风险：□极高　□高　□一般　□低　□极低

评估意见：□实施中度镇静　□实施深度镇静　□实施麻醉　□不予实施镇静（麻醉）

镇静治疗前：□禁饮____小时　□禁食____小时

拟用镇静方法和药物：______________________________

2. 知情同意

镇静治疗是常用、安全、可靠的方法，可以消除病人在手术或操作过程的疼痛和紧张，确保手术或操作能够安全进行。但在治疗中仍存在一定危险，可能出现一些并发症，现将与镇静有关的知情同意内容告知如下：

（1）使用镇静药物可能发生过敏、中毒、高敏反应，严重者可导致呼吸心跳停止。

（2）循环系统并发症：低血压、休克、高血压、心率失常、心力衰竭等。

（3）呼吸系统并发症：呼吸抑制、呼吸道梗阻、喉痉挛、低氧血症。

（4）呕吐物返流误吸入气管，引起窒息或吸入性肺炎等并发症。

（5）可供选择的方法：□口服用药　□直肠用药　□肌内注射　□实施麻醉　□其他______

病人（家属）意见：______________________________

病人（家属）签名：__________　与病人关系：__________　____年____月____日

确认完成评估与告知，医师签名：______________　____年____月____日

3. 治疗前再评估

最后食物摄取时间：__________　治疗前异常情况：□无　□有__________

治疗计划：□中度镇静　□深度镇静　□实施麻醉　评估者签名：____日期：____

（续表）

4. 镇静开始时间：____________

病人监护情况							
记录时间	意识水平	SpO_2	HR	RR	用药记录	不良反应	监护者

镇静期间特殊情况：____________

5. 术后监测

入镇静恢复室时间：______时______分

时间	R bpm	HR bpm	Bp mmHg	SPO_2（%）	活动度评估	呼吸评估	循环评估	意识评估	SAS 总评分	疼痛评分	病情观察及处理

注：镇静和躁动的主观评估方法见相关内容。

6. 病人离开

离开时间：________ 离开后去向：☐回家 ☐观察室 ☐其他________

术后医嘱：☐无 ☐有________________________

医师签名：________ 护士签名：________ 日期：____________

表 8-4　Ramsay 评分

分数	状态描述
1	病人焦虑、躁动不安
2	病人配合，有定向力、安静
3	病人对指令有反应
4	嗜睡，对轻叩眉间或大声听觉刺激反应敏捷
5	嗜睡，对轻叩眉间或大声听觉刺激反应迟钝
6	嗜睡，无任何反应

表 8-5　Riker 镇静和躁动评分（SAS）

分值	描述	定义
7	危险躁动	拉拽气管内插管，试图拔除各种导管，翻越床栏，攻击医护人员，在床上辗转挣扎
6	非常躁动	需要保护性束缚并反复语言提示劝阻，咬气管插管
5	躁动	焦虑或身体躁动，经言语提示劝阻可安静
4	安静合作	安静，容易唤醒，服从指令
3	镇静	嗜睡，语言刺激或轻轻摇动可唤醒并能服从简单指令，但又迅即入睡
2	非常镇静	对躯体刺激有反应，不能交流及服从指令，有自主运动
1	不能唤醒	对恶性刺激*无或仅有轻微反应，不能交流及服从指令

*恶性刺激：指吸痰或用力按压眼眶、胸骨或甲床 5 秒钟。

第九章

PICU 患儿管道脱落的应急预案

PICU 的患儿病情复杂，治疗也较复杂，一般需要放置各种管道，置入的管道不同其功能也不同。各种管道常常作为治疗、观察病情的手段和判断预后的依据，管道护理工作在抢救危重患儿及生命支持中具有重要的作用。作为一名重症医学的工作者，必须做好管道的标识，每条管道贴上标识卡，卡上标明管道的名称、留置的日期及时间；不同管道使用不同颜色的标识卡，如静脉输液管用蓝色，动脉监测管用红色，引流管用黄色，胃管用绿色；各种管道须妥善固定，不配合的患儿可适当约束四肢，以防拔管；保持管道的通畅，防止受压、打折；严密观察引流量，准确记录；严格执行无菌技术操作，防止感染；告知家长各管道的重要性，并指导具体的保护方法，认真做好健康教育。如何管理好这些管道，如何有效预防各种管道意外滑脱，当管道出现意外脱出时，如何应急处理保证患儿的安全是医疗护理工作的重点之一。

PICU 患儿管道意外脱落的应急预案，本章将针对临床常用的 CPAP、气管插管、气管套管、胸腔闭式引流管、鼻饲管、留置导尿管、输液导管等置管分别阐述其应急管理，为患儿提供置入管道的安全护理，减少并发症的发生，保证患儿的生命安全，以期提高医疗护理质量。

一、 患儿管道管理制度

（一）管道标识管理制度

1. 标识管道前，向患儿及家属说明管道标识的意义、目的及注意事项，让其理解并配合。

2. 管道标识必须清楚、醒目，注明管道置入时间、置入位置、操作者姓名等。

3. 留置管道标识后，告知患儿及家属保护标识不被污染、防止破损的方法。

4. 在进行管道护理时，除了完成常规护理外，需观察标识是否完好无移位、字迹是否清晰、标识是否正确，发现破损、污染或标识有误时立即更换。

5. 进行更换引流袋，注入鼻饲液、更换静脉液体等操作时，必须查看导管标识，必要时与相关医师共同核查，以防止连接错误。

（二）预防管道意外滑脱管理制度

1. 评估患儿是否存在管道滑脱危险因素，制定防范计划与措施，并做好交接班。

2. 对患儿及家属进行健康教育，使其了解预防管道滑脱的意义。

3. 对有管道滑脱风险的患儿，应加强巡视，随时了解患儿情况做好护理记录。

4. 发生管道滑脱时，启动紧急处理预案，本着患儿安全第一的原则，采取补救措施，把对患儿的损害降至最低。

（三）一般置入管道管理常规

1. 根据管道特点进行护理。

2. 保持引流管通畅，观察引流液性状、颜色、量并记录。

3. 向患儿及家属做好健康宣教。

4. 呼吸机管道、深静脉置管等由经验丰富并有培训合格证资质的医护人员进行护理。

5. 将管道管理纳入护理质量安全考核范畴，护理部定期检查落实情况，分析出现的问题，不断完善和改进管理措施。

6. 加强护士的培训，提高管道脱落的风险意识。

二、CPAP

CPAP 给氧又称持续气道正压通气，通过在呼气末时给予一定的压力，扩张肺泡，增加肺内气体交换面积，并减少由于炎症而引起的肺泡内渗出，可以有效改善通气功能，增加氧的结合能力，减少了呼吸肌做功及能量消耗，减轻心脏负荷。

（一）脱管的预防

1. 健康教育，告知家长和年长患儿使用 CPAP 的目的、可能出现的不适以取得患儿的配合。

2. 按规定做好管道标识。

3. 固定：

（1）根据患儿的年龄和体重，选择合适的鼻塞，避免鼻塞过大或过小导致鼻塞脱出。

（2）贴胶布固定鼻塞之前脸颊可贴留置针敷贴，降低面部皮肤受伤风险。

（3）固定胶布松紧适宜，避免张力过高引起不适。

（4）必要时用沙袋固定头部。

（5）妥善固定 CPAP 仪器于地面，管道摆放有序，管道有积水时及时倾倒。

（6）必要时遵医嘱适当地使用约束带约束四肢或根据病情适当镇静。

4. 巡视与交接：每 15 分钟巡视患儿时检查鼻塞及 CPAP 机管路连接情况，防止鼻塞脱落及管道漏气；患儿为每班重点交接病人。

5. 病情观察：

（1）24 小时动态监测患儿的生命体征的变化，监护仪或 CPAP 机报警时 10 秒内当班护士必须处理。

（2）使用 CPAP 过程中，应及时清除鼻腔分泌物，防止鼻塞堵塞而失去用氧作用和导致患儿烦躁不安。

（3）协助患儿翻身拍背吸痰时，注意动作轻柔，避免牵拉 CPAP 管道导致鼻塞脱落。

（二）脱管应急预案

1. 鼻塞或管道连接脱落后及时评估脱出的原因，根据原因处理，是否需要继续 CPAP 上氧。

2. 紧急处理步骤

（1）患儿血氧饱和度下降不明显者，清理呼吸道后及时重新固定。

（2）患儿血氧饱和度下降明显者，立即清理呼吸道后用复苏囊加压给氧，患儿口唇颜色转红润后重新固定鼻塞。

3. 配合抢救：患儿出现心率下降，其他医护人员应迅速准备好抢救药品和物品，出现心跳呼吸骤停时马上给予胸外心脏按压和气管插管。

4. 病情观察：严密观察患儿的生命体征及神志、瞳孔、血氧饱和度的变化，有异常时及时报告医生进行处理。

三、 气管插管

气管插管是将特制的气管导管通过口腔或鼻腔插入患儿气管内，用于解除上呼吸道梗阻、气管内给药及进行机械通气。其目的是改善通气功能，维持有效的气体交换，减少呼吸肌作功。

（一）脱管的预防

1. 健康教育，告知家长和年长患儿气管插管的目的及重要性，插管后不能发音的原因，取得其合作。并告知用简便的手势或摇铃来表达生理需求。

2. 按规定做好管道标识。

3. 固定：

（1）根据患儿的年龄和体重，选择合适的气管导管，避免气管导管过小造成管道漏气影响治疗效果，气管导管过大造成局部组织受压充血水肿。

（2）妥善固定气管导管，测量导管外留长度，做好记录。

（3）贴胶布固定气管导管之前脸颊可贴留置针敷贴，降低面部皮肤受伤风险。固定胶布松紧适宜，避免张力过高引起不适。

（4）头部用沙袋固定，遵医嘱有效约束有拔管倾向的患儿。

（5）妥善固定呼吸机于地面，适当使用呼吸机管道支架，管道摆放有序，管道有积水时及时倾倒。

（6）患儿烦躁不安时，遵医嘱使用镇静药。

4. 巡视与交接：每 15 分钟巡视患儿气管导管的位置及呼吸机管路连接情况；患儿为每班重点交接病人，交接班时严格测量气管导管的外留长度并听诊双肺呼吸音是否对称。

5. 病情观察：

（1）24 小时动态监测患儿的生命体征的变化，监护仪或呼吸机报警时 10 秒内当班护士必须处理。

（2）及时评估非计划性拔管的影响因素，并及时处理。

（3）医护人员在给患儿做治疗护理操作时应双人合作，一人固定气管导管和呼吸机管道，一人实施操作，以免操作时误将气管导管拔出。

（二）脱管应急预案

1. 气管导管脱出后应评估患儿病情是否有必要再插管，如没必要可马上拔出原气管导管，使气道通畅。

2. 紧急处理步骤

（1）当气管导管很小部分脱出时，可以尝试使患儿处于头后仰位，重新插入气管导管。

（2）若尝试失败或者气管导管完全脱出时应马上拔出气管导管，用复苏囊加压给氧，同时通知专业医生进行重新气管插管。

3. 配合抢救：迅速准备好气管插管用物、抢救药品及物品，如患儿出现心跳骤停时应立即给予胸外心脏按压。配合医生查动脉血气分析，根据结果调整呼吸机参数。

4. 病情观察：严密观察患儿的生命体征及神志、瞳孔、血氧饱和度的变化，及时报告医生进行处理。

5. 病情稳定后，补记抢救记录并做好重点交班。

四、气管套管

气管切开术是切开颈段气管，放入金属气管套管，以解除喉梗阻引起的呼吸困难，气管切开术已成为某些疾病的重要辅助治疗手段，适用于下呼吸道分泌物积聚的长时间昏迷患儿、呼吸肌麻痹等患儿。

（一）脱管的预防

1. 健康教育：告知家长和年长患儿气管切开的目的及重要性，气管切开后不能发音的原因，取得其合作。并告知用简便的手势或摇铃来表达生理需求。

2. 按规定做好管道标识。

3. 固定：

（1）妥善固定气管套管，松紧度以容一指为宜，系带不能打活结，以免松脱或患儿自行打开。

（2）头部用沙袋固定。

（3）遵医嘱有效约束有拔管倾向的患儿。

（4）妥善固定呼吸机仪器于地面，适当使用呼吸机管道支架，管道摆放有序，管道有积水时及时倾倒。

（5）患儿烦躁不安时，遵医嘱使用镇静药。

（6）对于颈部粗短者，使用加长型气管套管，并牢固固定。

4. 巡视与交接：每15分钟巡视患儿气管套管的位置及呼吸机管路连接情

况；患儿为每班重点交接病人。

5. 病情观察：

（1）24 小时动态监测患儿的生命体征的变化，监护仪或呼吸机报警时 10 秒内当班护士必须处理。

（2）及时评估非计划性拔管的影响因素，并及时处理。

（3）医护人员在为患儿做治疗护理操作时应双人合作，一人固定气管套管和呼吸机管道，一人实施操作，病情允许者，尽量分离呼吸机管道，以免操作时误将气管导管拔出或因重力作用而致脱管。

（二）脱管应急预案

1. 紧急处理：立即用血管钳撑开气管切开处，同时通知医生，根据患儿情况进行处理。

2. 配合抢救：迅速准备好气管插管用物、抢救药品及物品，如患儿出现心跳骤停时应立即给予胸外心脏按压。配合医生查动脉血气分析，根据结果调整呼吸机参数。

3. 当患儿切开时间超过 1 周、窦道已形成时，应更换套管重新置入，连接呼吸机，氧流量调至 100%，然后根据病情再调整。

4. 病情观察：严密观察患儿的生命体征及神志、瞳孔、血氧饱和度的变化，有异常时及时报告医生进行处理。病情稳定后，补记抢救记录并做好重点交班。

五、胸腔闭式引流管

胸腔闭式引流是将引流管一端放入胸腔内，而另一端接入比其位置更低的水封瓶，以便排出气体或收集胸腔内的液体，其目的是通过持续引流胸腔内积气、积液而恢复胸腔内正常负压，促使肺扩张。

（一）脱管的预防

1. 健康教育：告知家长和年长患儿胸腔闭式引流的目的及重要性，嘱患儿不要自行拔出管道。

2. 按规定做好管道标识。

3. 固定：

（1）护士交接班时认真核对胸腔闭式引流管的位置、妥善固定引流管，并留有足够长度，以防翻身、活动时导管脱出胸腔。

（2）向手术医生了解有无特殊注意事项（如引流袋放置的高度）。

（3）遵医嘱有效约束有拔管倾向的患儿。

（4）患儿烦躁不安时，遵医嘱使用镇静药。

4. 巡视与交接：每 15 分钟巡视患儿及水封瓶有无气泡溢出或有水柱波动；患儿为每班重点交接病人。

5. 病情观察：

（1）24 小时动态监测患儿的生命体征的变化，监护仪报警时 10 秒内当班护士必须处理。

（2）医护人员在为患儿做治疗护理操作时应双人合作，以免操作时误将胸腔闭式引流管拔出。

（二）脱管应急预案

1. 紧急处理步骤

（1）如果出现引流管连接处松脱或水封瓶打破等情况，致使空气进入胸膜腔时，立即夹闭引流管并更换引流装置。

（2）引流管从胸腔滑脱，致大量空气进入胸膜腔，立即用手顺皮肤纹理方向捏紧引流口周围皮肤（注意不要直接接触伤口），再用无菌凡士林纱布压住伤口处，使其密闭，并通知医生重新置管。

（3）若按压后患儿出现呼吸困难、气管移位、皮下气肿等症状，应揭开纱布，使气体溢出。

2. 配合抢救：迅速准备好气管插管用物、抢救药品及物品，如患儿出现心跳骤停时应立即给予胸外心脏按压。

3. 病情观察：

（1）严密观察患儿的生命体征及神志、瞳孔、血氧饱和度的变化，有异常时及时报告医生进行处理。

（2）若患儿评估不需要重新置管，再次用胶布固定凡士林纱布，并复查胸部 X 线，若结果报告正常，4 ~ 5 日后取出凡士林纱布即可。

4. 病情稳定后，补记抢救记录并做好重点交班。

六、鼻饲管

鼻饲是将胃管从患儿鼻腔或口腔插入胃内，以鼻胃管供给流质食物或通过鼻胃管抽取胃液，亦可连接胃肠减压装置进行胃肠道吸引、减压，以达到供给患儿一定的营养、治疗、预防或诊断疾病的目的。

（一）脱管的预防

1. 健康教育：告知家长和年长患儿，留置鼻饲管的必要性和安全性，以取得配合。

2. 按规定做好管道标识。

3. 固定：

（1）固定胃管时先用胶布将胃管固定在鼻翼上，再用大小合适的留置针敷贴将外留胃管贴于脸颊，便于固定及美观。

（2）遵医嘱有效约束有拔管倾向的患儿。

（3）头部用沙袋固定，患儿烦躁不安时，遵医嘱使用镇静药。

（4）胃肠减压的患儿的引流袋悬挂于床旁，及时倾倒引流液。胃肠减压管道应留有足够的长度，避免翻身时胃肠减压管脱出。

4. 巡视与交接：每 15 分钟巡视患儿，发现胃管有脱出风险时及时处理，患儿为每班重点交接病人。

5. 病情观察：

（1）24 小时动态监测患儿的生命体征的变化，监护仪报警时 10 秒内当班护士必须处理。

（2）鼻饲前观察患儿腹部有无腹胀和胃潴留。胃肠减压的患儿观察引流液的性状、颜色并记录。

（二）脱管应急预案

1. 观察评估：评估患儿是否需要重新置管。胃肠道减压的患儿，通知医生，观察患儿有无窒息表现，是否腹胀。

2. 紧急处理步骤

（1）若为病情需要，遵医嘱重新置管，如病情不需要，拔除鼻饲管，停胃肠减压的医嘱，观察患儿是否有腹胀，有异常时及时通知医生处理。

（2）若不能完成奶量的患儿，下次喂奶时重新留置胃管。若为鼻饲的患儿能自行完成奶量，通知医生停鼻饲管。

3. 病情观察

（1）胃肠减压的患儿观察有无腹胀。

（2）拔除胃管的患儿观察自行吃奶情况。

七、留置导尿管

留置导尿管术是指在无菌条件下将导尿管自尿道外口插入膀胱引流尿液，适用于各种原因所致的尿潴留；危重患儿需精确测量尿量、尿比重等；盆腔、会阴及泌尿系统手术前为防止术中误伤，术后促进膀胱功能恢复以及利于泌尿道伤口愈合；尿路梗阻。应避免反复多次插管引起感染。

（一）防范措施

1. 健康教育：告知家长和年长患儿，留置导尿管的必要性，以取得配合。

2. 按规定做好管道标识。

3. 固定：

（1）导尿管从患儿的大腿内侧及腘窝下穿行固定，避免皮肤压伤。

（2）引流袋悬挂于床旁，及时倾倒尿液，并观察尿液的性状、颜色并记录。翻身时避免导尿管脱出。

（3）遵医嘱有效约束有拔管倾向的患儿。

（4）患儿烦躁不安时，遵医嘱使用镇静药。

（二）应急预案

1. 观察评估：评估患儿有无尿道损伤征象，是否存在尿急、尿痛、血尿等现象，及时配合医生处理；评估患儿膀胱充盈度，是否能自行排尿。

2. 紧急处理步骤：患儿因导尿管堵塞不能自行排尿导致膀胱高度充盈，须重新置入导尿管。

3. 病情观察：

（1）不需要重新置管的患儿，观察有无尿潴留、血尿。

（2）重新置管的患儿观察尿液的性状、颜色并记录。

八、输液导管（CVC、PICC、深静脉置管）

因大量失血、脱水、缺钠或重症休克或需要较长时间建立血管通路等急需快速输血、补液而静脉穿刺困难的患儿，应做输液导管置管术。

（一）防范措施

1. 健康教育：告知年长患儿和家长中心静脉置管的意义及配合要点，保持穿刺点清洁干燥，有渗液、渗血、敷贴松脱时及时告知护士处理。

2. 按规定做好管道标识。

3. 固定：

（1）患儿烦躁不安，必要时可约束肢体，约束带束于手腕、脚踝处，不可捆扎过紧，并加强巡视，防止勒伤皮肤或影响肢体血液循环。

（2）必要时遵医嘱使用镇静药物。

4. 置管后妥善固定外留导管，配制肝素生理盐水，每 100ml 生理盐水加肝素钠 1000u，每班进行冲管，无液体输入时进行封管。

5. 导管外留部分变长说明导管有部分脱出，应重新固定。穿刺点出现渗血、出汗等导致的敷料潮湿、卷曲、松脱或破损时应立即更换。

6. 每班交接班时测量外留长度是否有异常并记录，检查导管的固定是否牢靠，及时更换胶布。对高危患儿(如意识障碍、有拔管史等）作为每班重点交接对象。

（二）脱管应急预案

1. 观察评估：评估患儿置管针是否能继续使用，穿刺局部有无渗血、大出血及血肿，及时处理。

2. 紧急处理步骤：

（1）导管部分脱出：观察导管脱出的长度，用无菌注射器抽回血，如无回血，报告医生，遵医嘱用肝素钠或尿激酶通管，如导管不通畅则拔管；如有回血，用生理盐水冲管保持通畅，使用有效碘浓度不低于 0.5% 的碘伏或 2% 碘酊溶液重新消毒固定，严禁将脱出的导管回送。

（2）导管完全脱出：测量导管长度，观察导管有无损伤或断裂，评估穿刺部位是否有血肿及渗血，用无菌纱布压迫穿刺部位，直到完全止血。消毒穿刺点，用无菌敷贴覆盖，评估有无渗出液，及渗出液的性状及量，是否重新置管。

（3）导管断裂：如为体外部分断裂，可修复导管或拔管。如为体内部分断裂，立即报告医生并用止血带扎于置管侧近心端；如导管尖端已漂移至心室，患儿应制动，协助医生在 X 线透视下确定导管位置，以介入手术取出导管。

（4）需要重新置管者，为医生备齐中心静脉置管物品，重新开辟静脉通路。脱管后有部分液体漏入组织中，给予相应的处理。

3. 病情观察：观察患儿肢体有无肿胀，做好记录及重点交接班。

参考文献

1. 唐远辉、肖政辉、刘美华、肖娟:《JCI之病人权利与服务教育标准实战解读》，中国出版集团·世界图书出版公司，2014年。

2. 祝益民:《儿科危重症监护与护理》，人民卫生出版社，2004年。

3. 赵祥文:《儿科急诊医学》，人民卫生出版社，2011年。

4. 李乐之:《重症监护专科护理》，湖南科技出版社，2010年。

5. 陈建菁:《ICU专科护理管理创新与临床护理应急预案及护理工作流程指导实用全书》，人民卫生出版社，2013年。

6.《重症医学科建设与管理指南》，卫生部，2009年。